その薬があなたを殺す！

【大活字版】

小谷寿美子

はじめに

私は、薬剤師をしています。

といっても、病院の中ではなく、皆さんに直接薬を販売する薬局のチェーン店に勤務しています。そこで仕事をしていると、自己流の飲み方をしている方が多くいます。

・薬は水なしで飲んでいる
・薬は嫌いだから、1日3回のところを1日2回しか飲まない
・市販薬は安全だから、血圧の薬を飲んでいるけど伝えなくてもいい
・歯医者は歯の治療で関係ないから、今飲んでいる薬のことを伝えない
・「いつまでも風邪をひいている」と思って風邪薬をずっと飲み続ける

という患者さんもいます。

別に本人は普通に飲んでいるのかもしれませんが、これ、薬剤師から見ると、かなり恐ろしい飲み方なのです。

最悪、死に至ることだってあるわけです。

「セルフメディケーション」という言葉をご存知でしょうか？

最近、耳にすることが増えましたが、セルフ＝自己、メディケーション＝治療、という意味です。簡単な病気やけがくらいなら、自分で市販薬を買って治療するということです。

でも、自己流の飲み方では危険なこともあります。「自己治療」と「自己流治療」は違います。

薬を正しく飲まないと死に至ることだってあるのです。安全性の高い市販薬ですら、死亡例が厚生労働省に報告されています。それも毎年必ずです。「クスリとはリスクである」というのはまさにその通りです。

自己治療は自分で自分の健康を守るための治療です。間違った使い方では自分の健康を守るどころか悪くしてしまいます。あなた自身の健康を守るために、この本を活用してくれると嬉しいです。

２０１５年２月

小谷　寿美子

目次

3章 この飲み方は症状を悪化させます

4章 この飲み方では効きません

5章 この飲み方では死ぬ可能性もあります

6章 この症状は薬を使わないほうが治ります

1章

薬は「飲み方」によって死の原因にもなる

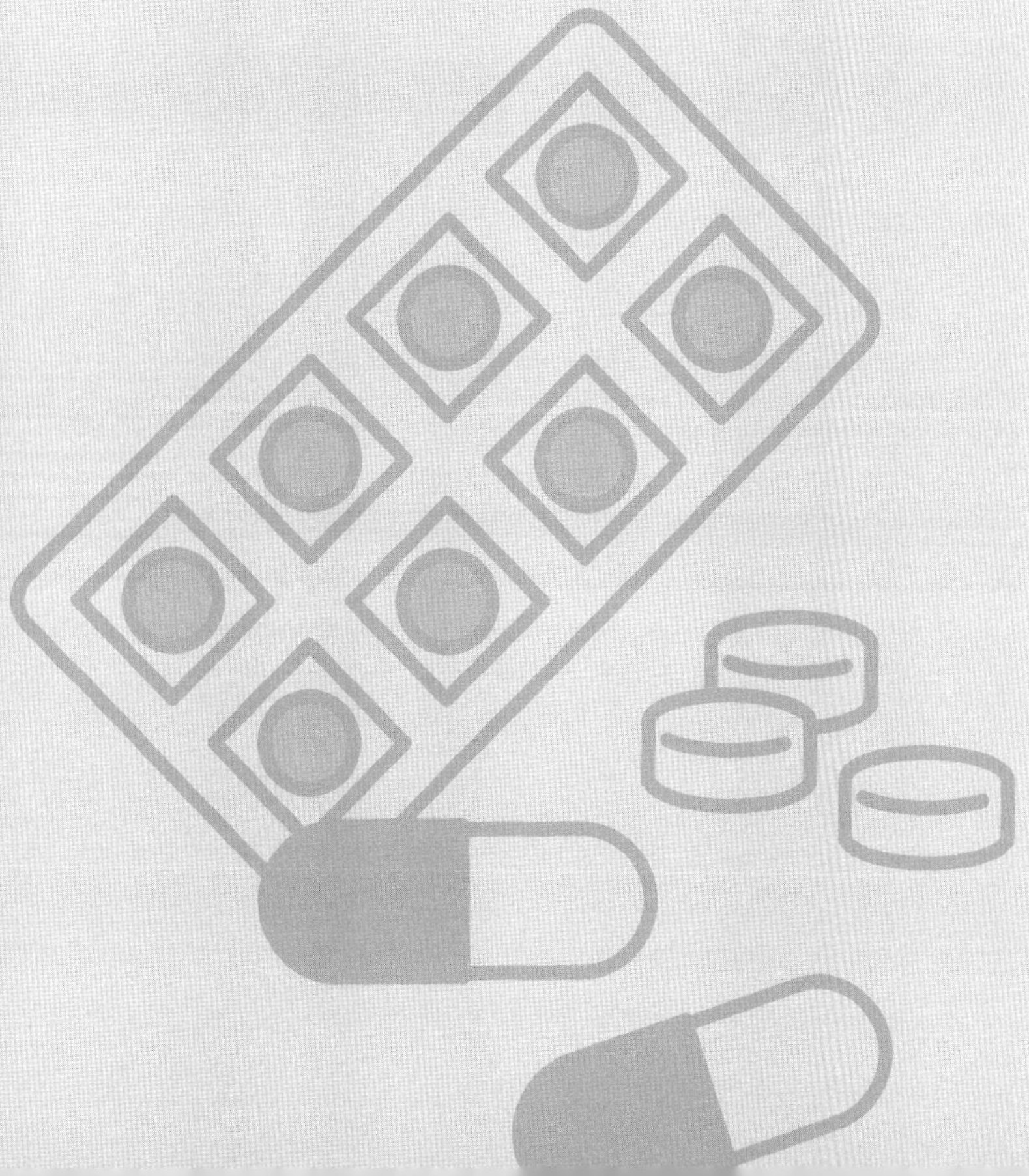

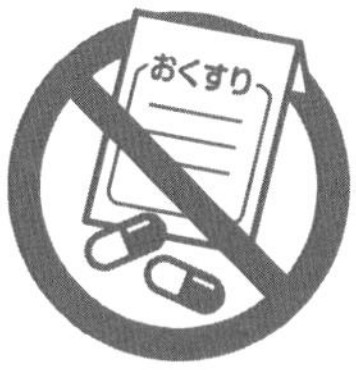

「薬」は体の中で何をしているのか？

病気になった時、けがをした時、「薬」は生活に欠かせないものとなっています。しかし、一方で、「薬は毒である」「飲まないほうがいい」という話を聞くこともあります。

そこで、まずは「薬とは何か」ということについて、お話ししておきたいと思います。

そもそも薬は、ある病気に対して効き目が出るように作られています。

私たちの体には「自然治癒力」というものが備わっています。転んで傷になったところも、何も治療しなくたって何日かしたらきれいに治っています。これは「自然治癒力」が、傷ついた部分を治してくれたからです。

自然治癒力ではかなわなくなった時に、私たちは病気になります。

たとえば、風邪をひいた時は、「風邪のウイルス」が体の中に入って悪さをしている、と考えてください。自然治癒力はある程度、風邪のウイルスと戦ってくれますが、最終的に風邪のウイルスが勝ってしまうと風邪になる。こんな感じです。

糖尿病は体の中の糖分が異常に多くなる病気です。暴飲暴食によって、異常に多くなった糖分は燃やされたり、脂肪に作り替えられたりして糖分は一定の量を保っています。異常に多い糖分は「毒」になるからです。毒にならないように、体の自然治癒力が働いて毒にならない量に抑えてくれているのです。

ところが、その自然治癒力が弱ってくると、体の中の糖分が増えてきて、毒になる量までできます。

がんはまさに自然治癒力がかなわなくなってできてしまった異常な細胞です。その異常な細胞が増えすぎて悪さをします。

薬というのは自然治癒力ではかなわない部分を補ってくれるものです。自然治癒力がかなわなくなって糖分が異常に多くなったら、そのための薬を使って糖分を少なくすればいい。風邪のウイルスが多くなってしまったのなら、薬を使ってそのつらい症状を抑え自然治癒力が発揮できるようにすればいい。がん細胞が多くなったのなら、がん細胞の中にあるＤＮＡにとりついてがん細胞そのものを殺す「抗がん剤」を使ってがん細胞を少なくすればいい。

このように悪さをしているものを元通りにするというのが薬です。当然ながら、ウイルスや症状によって必要な効果は違いますから、それぞれの薬が、それぞれの効果が出るように作られています。だから、熱が高い時に飲む熱さましの薬は、平熱に飲んでも熱が下がりません。熱さましは単に熱を下げようとするのではなく、熱を下げなければいけないような高熱の時に、薬の効果が出るように作られているからです。

こんなふうに、薬は、効果が出る症状・効果が出る量・効果が出るタイミングなどが、事細かく決まっているのです。

――本当に「薬」は毒になるのか

そんな薬ですが、ちまたでは毒物だから飲まないほうがいいとか、薬なんかじゃ風邪は治らないよ、とか言う人もいます。ある本には、「薬は毒物である」という話も見受けられました。

本当にそうでしょうか？

この中には3つの間違いがあるように思います。

① 薬は化学合成品からできているので恐い

② 薬は対処するだけで、実際に治すわけではないから不要である

③ 自然治癒力を失わせるので、最終的に毒になる

一つひとつ考えてみましょう。

① 薬は「化学合成品」だから恐い

「化学合成品は体によくない」と考えている方も意外と多いと思います。

薬は何からできているのかというと、多くは化学合成品です。それ以外では、漢方は植物や動物や石から作っています。インスリンなど、体の成分そのものというのもあります。

しかし、化学合成品だから悪い、植物や動物だから体にいい、ということではありません。考えればわかることだと思いますが、化学式が一緒であれば、何も問題はありません。

② 薬は対処するだけで、実際に治すわけではないから不要である

確かに、その症状をやわらげるための効能はあっても、その病気の根っこを治すわけではない薬もあります。

たとえば、風邪ウイルスに直接効く薬は残念ながらありません。

実は、風邪ウイルスは総称で、様々なウイルスが似たような症状を引き起こしてい

ます。なかでも、ライノウイルス、コロナウイルス、RSウイルス、アデノウイルス、エンテロウイルスが知られています。

また、同じウイルスでもいくつもの型があり、それが年々変異するため、一度感染してウイルスに免疫ができたとしても、次々に新しいウイルスに感染してしまいます。ワクチンを作ろうにも型が次々に変異すると、対応ができなくなります。

製薬会社としても、開発費をかけて次々に変異する風邪ウイルスすべてに対応するような薬を作ろうとしても、採算がとれないという実態があります。

それに、風邪はどうせ2～3日で治るものなので、栄養をとって寝られるようにすればいいという考えもあります。

自然治癒力を高める一番の近道は寝ることなので、薬でつらい症状をやわらげてしっかり休息できるようにし、早めに治せるようにしよう、ということです。

こう聞くと、そんな中途半端な薬はいらない、と思う人もいるかもしれません。

しかし、風邪というのは、意外と体力を消耗する病気なのです。

風邪による症状で鼻水が出ます。鼻水が出ていると鼻呼吸がしにくくなりますので、落ち着いて寝られません。鼻水に水分と熱を持っていかれますし、鼻から鼻息を出すための腹筋の動きでエネルギーを消費します。1回鼻水をかむと5キロカロリーを消費するといわれています。1分間で2回鼻をかんだとして、1時間では120回で、600キロカロリー消費することになります。

咳も外にウイルスを出そうとする症状です。1回の咳で2キロカロリーを消費します。1分あたり2回咳をしたとすると、1時間で120回です。ということは1時間で240キロカロリーを消費することになります。

鼻水をかみ、咳をしたら1時間で合わせて840キロカロリー。50歳から69歳の女性が1日に食べていい食事のカロリーは1650キロカロリーなので、軽く半分を超えます。

そこで薬で症状を抑え、鼻水や咳でカロリーが消費されるのを防ぎます。すると、苦しくないので落ち着いて寝ることができ、「栄養をとって寝ればいい」が実行できます。

③ 自然治癒力を失わせるので、最終的に毒になる

先ほども整理した通り、薬はあくまで自然治癒力を補うためにあるものです。ですから、薬自体がよくないのではなく、その飲み方がまず問われるものだと思います。必要以上に薬を飲んだら、体もおかしくなりますし、必要な時に薬を飲まなければ、後で苦しい思いをしてやっとのことで病気を治す、ということにもなりかねません。

不要に恐がらず、上手に薬とつきあってほしいというのが私の願いでもあります。

薬は使い方によって、毒にも薬にもなる

私は、使い方によっては、薬は毒にもなる、と考えています。

薬局には様々な患者さんがいらっしゃいますが、時にはこんな方もいます。

・効かないから、定められた分量より多く飲んでいる
・水なしで薬を飲んでいる

みなさんは経験ないでしょうか？　こんな飲み方では、下手をすると死ぬこともあるのですよ。

――なぜ、分量を守らないといけないのか

ここでは、わかりやすいところで「分量」についてみてみます。

図1-1　薬の量と効果

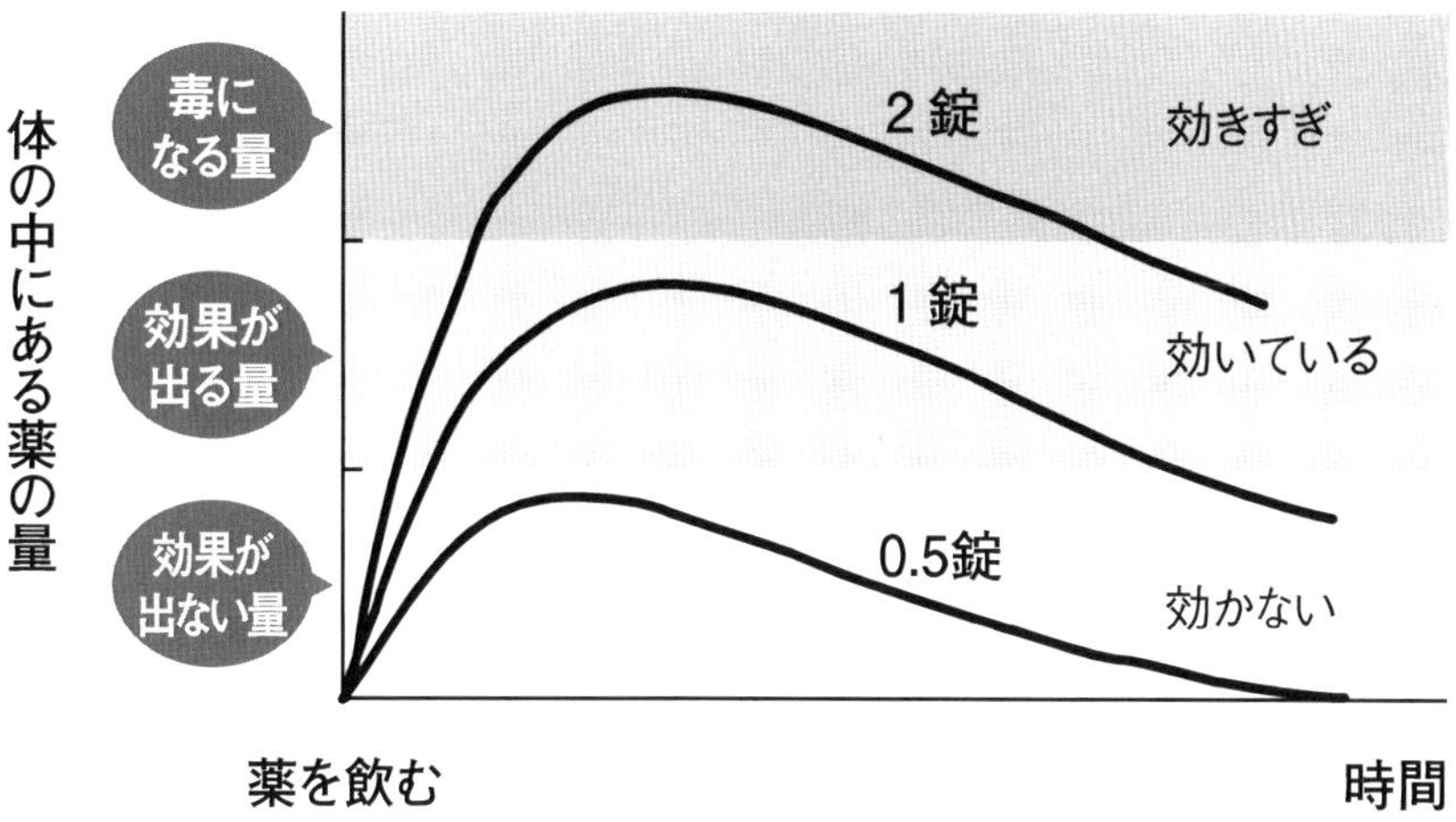

「使用上の注意」には、「1日3回2錠ずつ毎食後お飲みください」などと書いてあります。

当然ながら、これは莫大なコストや時間をかけ、動物実験や治験を行なったうえで、「この分量で飲まなければ効果はない」と厳密に決められたものなのです。

したがって、「効かなくなってきたから倍飲もう」とか、「治ってきたから半分でいいや」というわけにはいかないのです。

図1－1をご覧ください。

使用上の注意として「1回1錠飲んでください」と書いてある薬を何錠か飲んだ時の、体の中の薬の量と効果を示したものです。縦軸が体の中にある薬の量。横軸が飲みはじめてからの時間です。

1回1錠飲んだ時は体の中にある薬の量が効く範囲に入っています。2錠飲んだ時は毒になる範囲に入っています。0・5錠では効かない範囲に入っています。この表から、1錠がちょうどよく、2錠だと多すぎることがわかります。

だから「薬が恐いから半分でいいの」と勝手に量を半分にして飲むとまったく効かないということになりますし、「効かないから」といって飲みすぎると、危険なことになってしまうのです。

——間違った飲み方では死に至る可能性もある

正しく飲めば安全な薬も間違った飲み方では死ぬことがあります。

図1－2をご覧ください。左の線は正しい量で飲んだら薬の効果が出ましたというもの。右の線は多く飲んだら死にますよというもの。どれくらい多く飲んだら死ぬのか、についてはは薬によって違います。もちろん私たちの体質によっても変わってきます。

図1-2　薬効に及ぼす用量の影響

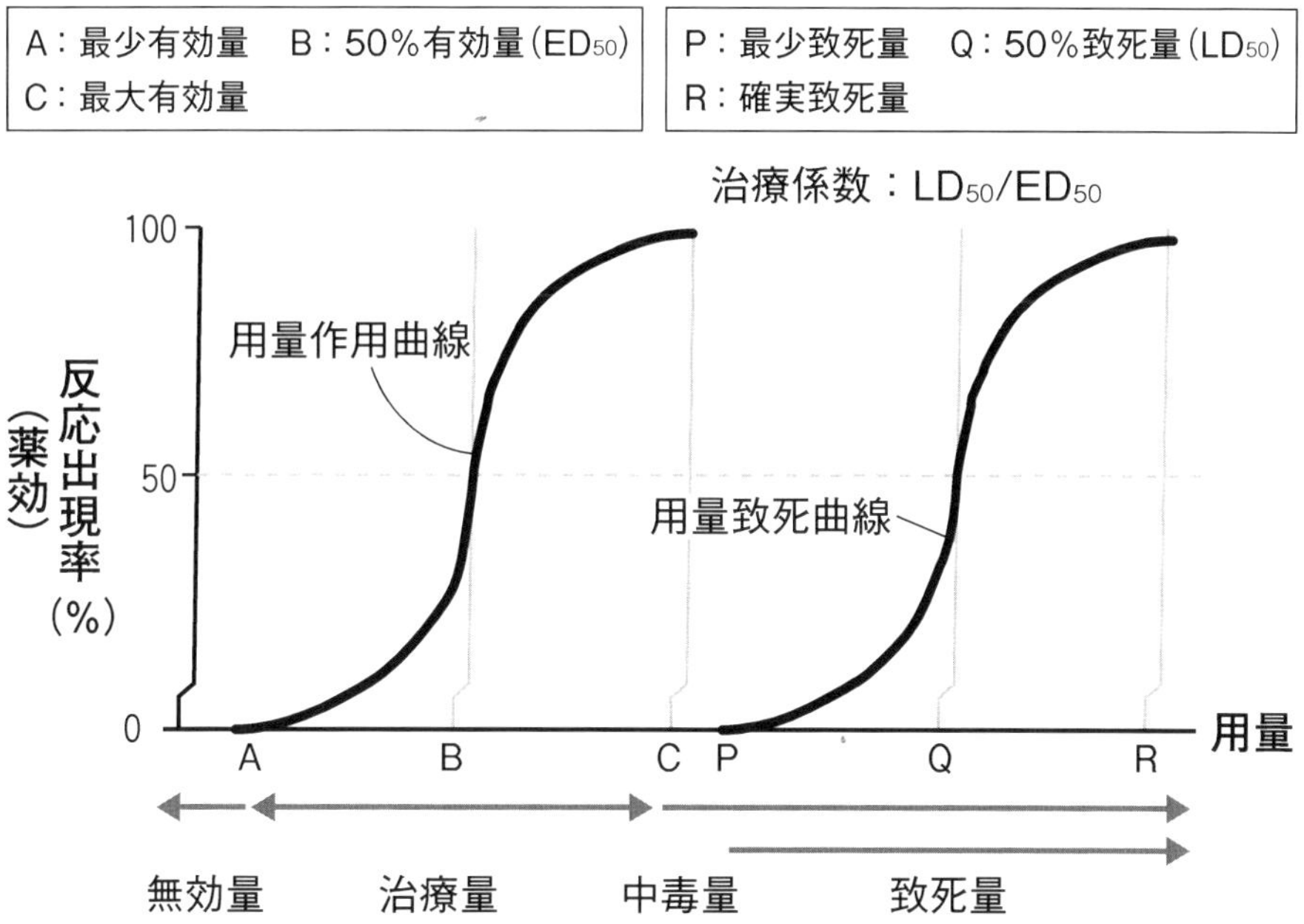

※『サプリメントアドバイザー必携第２版』p122より抜粋

　また、なかには、効果はあるけれど、体への負担が大きいものもあります。

　たとえば、24ページ図１－３左図のように、１００％薬の効果が出る量を飲んでも死なない薬もあれば、１００％効果が出る量の薬を飲んでしまうと10％の確率で死ぬ右の図のような薬もあります。そして、死ぬ確率を落とすために飲む量を落とすと50％しか効果が出なくなってしまう、ということもあります。そこまでしても、この薬にしかない効果が必要なら、この薬を死ぬ覚悟で使うこともあります。

図1-3　100%効果が出る量を飲んで安全な薬(左)と危険のある薬(右)

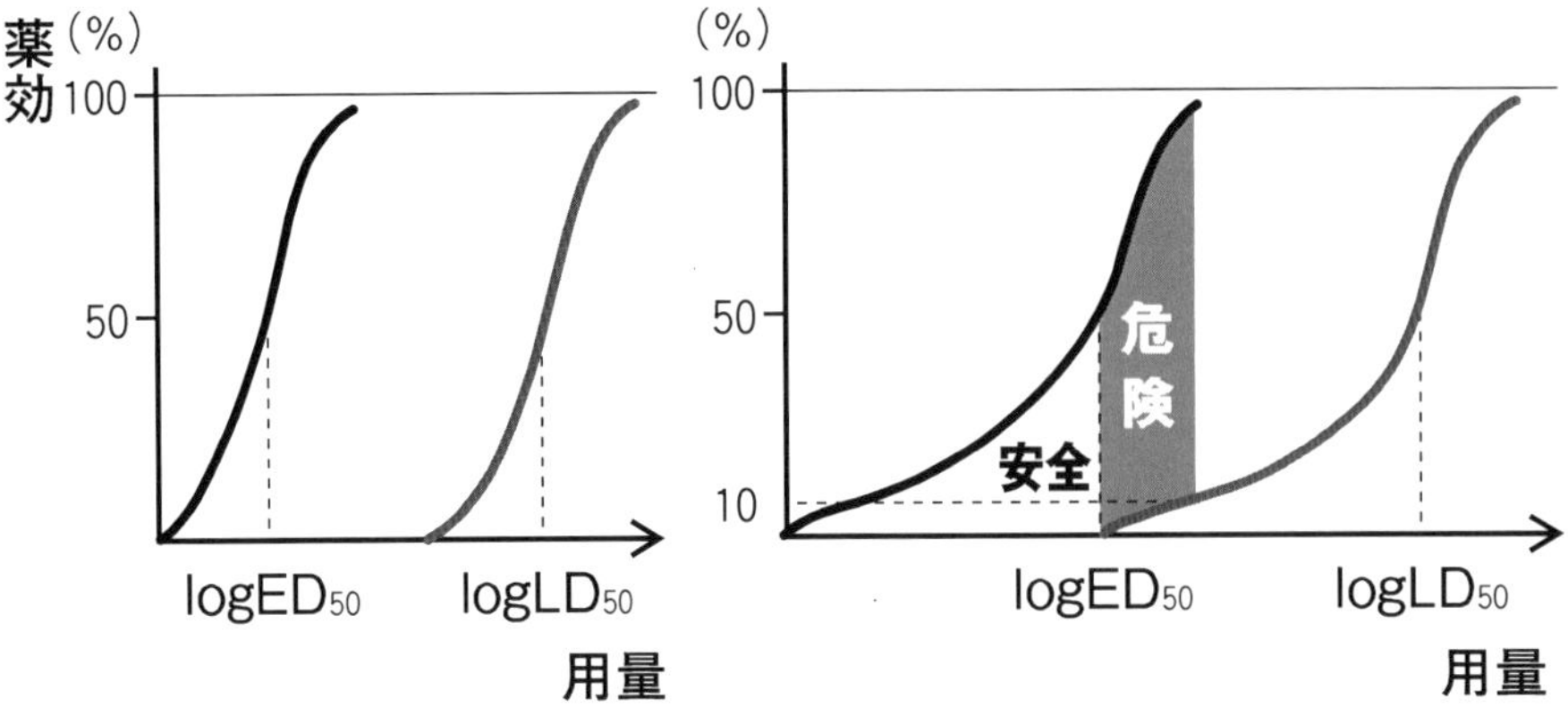

市販の薬では100%効果が出る量でも死なないものを厳選しています。厚生労働省の許可というのはとても厳しいので、正しく使えば安全なものだけになっています。

一方、病院の薬では治療優先で選ぶこともあります。

なかでも副作用や事故のありうる「ハイリスク薬」を出す時は、薬剤師も、いつも以上の服薬指導をすることになっています。

2章

みんなやっているけど実は恐い！間違った薬の常識

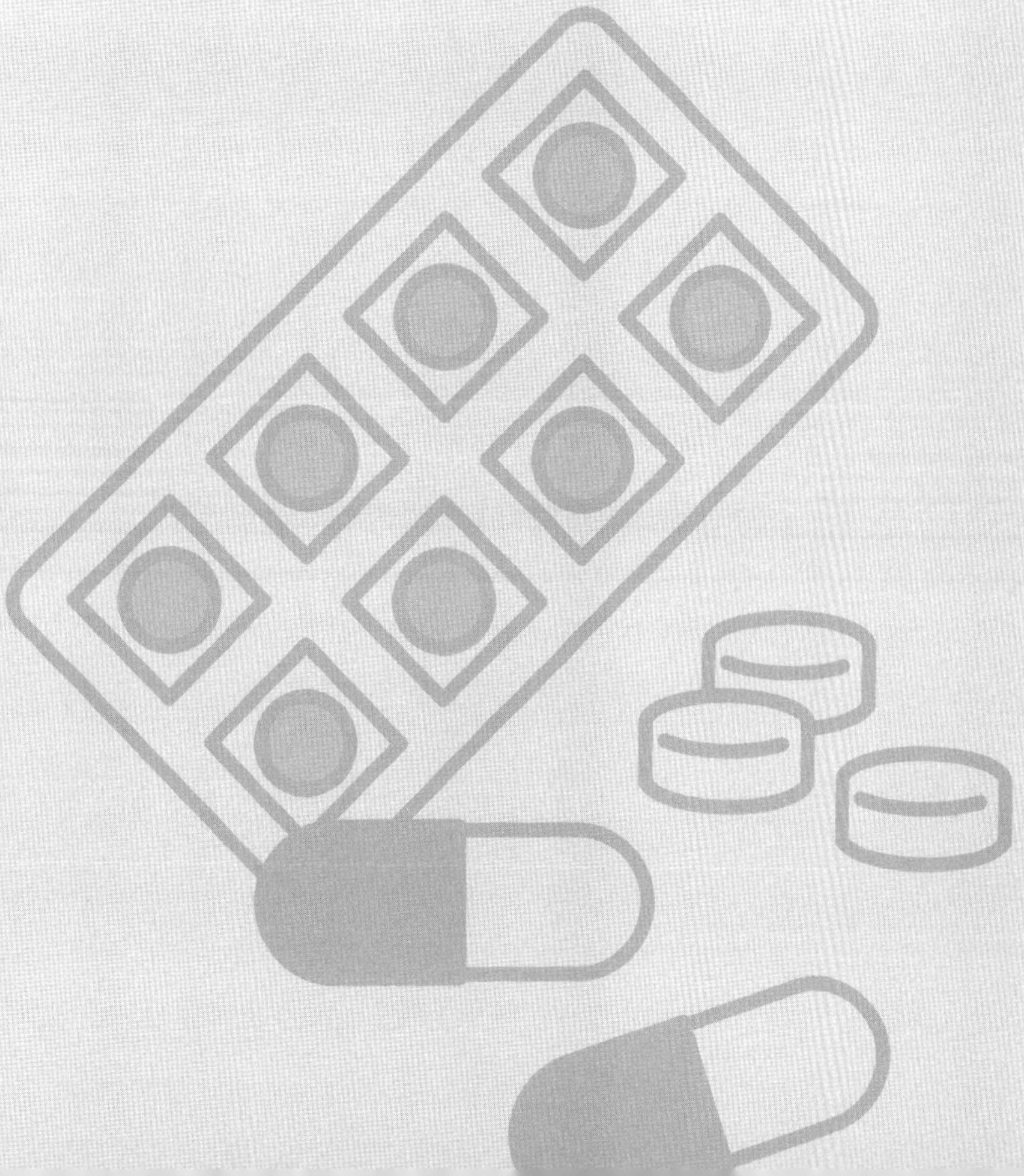

薬局薬剤師をしていると、様々な患者さんがいらっしゃいますが、間違った薬の常識を持っていたり、使用方法を間違っているため、かえって症状をこじらせている方も多いように思います。

ここでは、先ほどご紹介した以外にも、ちまたでよく見かける、危険を伴う「間違った薬の常識」について、お話ししておきたいと思います。

間違い1 薬を水なしで飲んだり、必要な量の水で飲まなかったりする
↓ 食道に穴があく可能性がある

薬を飲む時の水の量は目分量でいいと思っていませんか？「水の量なんて意識したことがない」という方もいるのではないでしょうか？

そんな飲み方では、食道に穴があく可能性があることを知っていましたか？

決められた量の水を飲まないことで起こるのが食道潰瘍という病気です。

この病気は、食道に穴があくというものです。

水を飲めば、水と一緒に胃まで薬が届きます。ところが水が少ないと、食道に張り

ついたまま落ちてこないのです。ご飯は食道に張りつくとつまった感じがしますから、すぐ気づくことができます。気づいたら、水を飲んでご飯のつまりをとります。

一方、薬は小さいですから、食道に張りついたことに気づくことができません。そして、そのまま時が流れると……食道に穴があくのです。時の流れは早いですよ。食道という部分はそもそも食べ物を通す部分であって、その場に食べ物を停滞させることはしません。なので、食道は胃に比べて壁の厚みが薄いです。

もともと壁が薄いところに、何かが停滞しているわけです。粘膜を傷つけて簡単に穴があいてしまいます。

食道潰瘍を起こしやすい薬に次のようなものがあります。

・抗生物質

圧倒的に報告が多いのは酸性の抗生物質である、テトラサイクリンやドキシサイクリンです。マイコプラズマ、クラミジア感染症などに使われる薬です。酸性なので、そのまま食道粘膜を溶かす作用があります。

しかし、中性の抗生物質でも食道潰瘍の報告があるので、薬が食道にとどまること自体が潰瘍を作ると考えられます。異物がある→それを排除しようと免疫システムが起動する→異物を排除したが、自分の細胞も傷ついてしまった、という仕組みです。

・消炎鎮痛剤

酸性のものが多いので、酸で食道を溶かしてしまいます。

消炎鎮痛剤なんてそれこそ市販薬です。たとえば「バファリン」を水を飲まずに飲み続けたとしたら、どうなるでしょう。バファリンの主成分であるアスピリンは酸性ですから、食道に薬がつまったら簡単に食道が溶けると思いませんか？　「バファリン」を常用している方は、飲む頻度も多くなりますからその確率は上がります。

・カリウム製剤

カリウム製剤は粘膜毒性がある薬です。慢性心不全に使われるジギタリス製剤や利尿剤など、カリウム不足になりやすい薬と一緒に飲むことが多いです。

慢性心不全になるとむくみが出るので、利尿薬を飲んだ上に、水分制限がかかります。こういった状況でジギタリス製剤と、カリウム製剤を飲まないといけないため、少ない水の量で薬を飲んでしまう患者さんが出るのもわかるように思います。

実際、カリウム製剤での食道潰瘍の報告は、水分制限があったので水を飲まずに薬を飲んだという事例が多いです。もし、慢性心不全になったとしても、薬の水だけはしっかりとってほしいと思います。

――水の量が薬効に影響する

なお、食道潰瘍に至らなくても、決められた量の水を飲まないと期待された薬効が出ない薬があります。

それは便秘薬です。

便秘薬の中でも食物繊維を使っている薬があります。「新ウィズワン」「コーラックファイバー」などがその代表です。食物繊維に水分を多量に吸着させて膨らませると、膨らんだ食物繊維が大腸を刺激して腸を動かし、便が出るといった働きをします。

しかし、飲む水分が少ないと、期待する効果が出ないどころか、無理やり体の水分をひきつけて脱水症状になったり、食物繊維の滑りが悪くなって腸閉塞になったりします。

便秘薬の中で酸化マグネシウムを使っている薬も水の量は必要です。

この薬は、酸化マグネシウムに水を引きつけて便を軟らかくしますが、こちらも十分な水がないと、脱水症状になります。

いずれにせよ、期待する薬効を出して、副作用を出さないためにはコップ1杯以上の水が必要です。では、コップ1杯とはどのくらいの量なのか。それは、200ccのことをいいます。定食屋のお冷のコップをイメージしてもらえばいいでしょう。

内服薬の多くは、水を多く飲むことにより、胃腸管に接触する薬の表面積が大きくなるために吸収が促進されます。また、胃での溶解・吸収は、水の服用が多いほど速やかに起こります。そのためには水を200cc飲むことが必要なのです。

間違い2 お茶で薬を飲んでも大丈夫 ↓ 睡眠の妨げになる薬がある

「そこにお茶があるから」という名言（迷言？）が実際の患者さんから出たことがあります。薬は水で飲むというのはわかっているけれど、つい水以外の飲み物で飲んでしまうという経験は誰にでもあるのではないでしょうか？

薬剤師としては、必ず水で飲んでほしいところです。もちろん、お酒で薬を飲むのは論外です。

ここで薬を飲む時の飲み物についてまとめてみたいと思います。

――お茶

お茶も、薬を飲む時にお水の代わりに使われます。

結論からいえば、実際には、お茶で飲んでも効果に変わりがない薬と、お茶で飲まないほうがよい薬があります。

お茶で飲んではいけない薬の代表格は、カフェインの入っている薬です。例としては頭痛薬などが挙げられます。

お茶には、１５０cc で30mg のカフェインが入っているといわれています。

カフェインは２５０mg で睡眠の妨げになることがわかっています。

したがって、カフェインを含む薬とお茶を飲んだときに、この量を超えないようにすることが必要です。

1つ例を挙げてみます。

頭痛薬で有名な「イブA錠」に含まれるカフェインは1回分で80㎎あります。この薬は最大1日3回飲めますが、それをすべてお茶で飲むと（80㎎＋30㎎）×3回＝330㎎で、250㎎というラインを軽く超えてしまいます。したがって、「イブA錠」はお茶で飲んではいけないのです。

ただし、お茶で飲んでも効果が変わらない薬もあります。

それは、貧血の時に使われる鉄剤です。

鉄剤については実験の結果、水でもお茶でも差はないことがわかっています。

しかし、「この薬はお茶で飲んでもOK」「この薬はお茶で飲んだらダメ」といちいち覚えていられますか？　残念ながら私の経験では、カフェインどころか、薬の名前を覚えている患者さんは1日に1人いるかいないかです。老年医学会では薬を5種類までにしましょうといっていますが、5種類の薬の名前を覚えたうえで、それがお茶で飲んでもいいのか悪いのかも覚えるのは大変ではありませんか。
「薬は水で飲む」と、ただそれだけ覚えていたほうがはるかに楽です。

――牛乳

みなさんがご存知の通り、牛乳にはカルシウムが含まれています。カルシウムと薬が結合して不溶性の物質を作ると、薬が吸収できなくなることがあります。テトラサイクリン系抗生物質、ニューキノロン系抗菌薬はその代表です。

また牛乳で気をつけないといけないのが、「ミルクアルカリ症候群」というものです。これは20世紀初めの話ですが、胃潰瘍の治療のために、牛乳とマグネシウム製剤とを、一緒に飲むという治療がありました。マグネシウム製剤には、酸を抑える働きがあります。牛乳は栄養をつけ、粘膜を保護する、という目的です。

ところが、その治療を受けた人の中で、嘔吐したり、意識障害を起こしたりする患者さんが複数現われたのです。その患者さんの血液の中のカルシウムは、異常に高い値を示しました。要するに、高カルシウム血症が起こったのです。

このように、牛乳やカルシウムのとりすぎと、マグネシウムの服用が、ミックスして起こるカルシウムの異常を、「ミルクアルカリ症候群」と呼びます。

なお、現在は胃潰瘍の治療でマグネシウムを含む制酸剤を使うことはありません（胃酸そのものを出さなくする「ガスター」という薬がありますからね）。

今は、マグネシウムを含む薬は便秘薬として使われることのほうが多いです。ですから、ミルクアルカリ症候群は、現在、便秘の際にこそ、起こりやすいといえます。

私が勤務している薬局では「マグラックス錠３３０㎎」という薬が１日３０００錠以上出ています。この薬はマグネシウムを含みますので、牛乳で飲むと、ミルクアルカリ症候群が起こる可能性があるわけです。

みなさん、便秘薬と牛乳が意識障害につながるとしたら、恐ろしくないですか？

ピンクの小粒でおなじみの便秘薬「コーラック」についても触れておきたいと思います。「コーラック」は5層コートをしています。第5層が飲みやすくするコート。第4層が形を丸く整えるコート。第3層が第2層を補強するコート。第2層が腸で溶けるコート。第1層が有効成分を包むコートです。

「コーラック」の腸で溶けるコートは酸性では溶けず、アルカリ性になると溶けるものです。つまり胃では酸性なので溶けず、腸ではアルカリ性なので溶けるのです。

ここで勘の鋭いみなさんにはわかってしまうと思いますが、病院でもらったマグネシウムを含む便秘薬とコーラックを一緒に飲むと「コーラック」のコートが溶けてしまいます。「コーラック」の成分は蠕動運動をさせることです。コートが胃で溶けてしまうと胃が蠕動運動します。そうすると吐き気に襲われます。

牛乳に含まれる脂質も、これらのコートを溶かしてしまうことがわかっています。もし牛乳を飲んでしまったら、1時間以上あけてから「コーラック」を飲むようにしてください。

――グレープフルーツジュース

「グレープフルーツジュースで薬を飲んではいけない」ということを聞いたことがある人も多いと思います。それを聞いて、「そもそもグレープフルーツジュースなんて飲まないわよ」と思っているあなた。グレープフルーツを食べてもダメなんですよ。とにかくグレープフルーツは食べても飲んでもだめです。

グレープフルーツをほろ苦くしている成分で「フラノクマリン類」というものがあります。この成分があると、小腸にある「ＣＹＰ３Ａ４《シップスリーエーフォー》」（代謝酵素の１種で、薬を分解して効果をなくすもの）の働きを抑えてしまい、薬が分解されない状態で吸収されてしまいます。

薬の用量を決める時は、小腸である程度分解されることを想定しているのです（当然ながら、グレープフルーツが胃の中にない状態を前提としています）。

グレープフルーツが腸にあると、それが分解されなくなるわけですから、吸収される量が増えてしまいます。

なので、薬が治療域を超えてしまい、危険な状態になります。

ＣＹＰ３Ａ４で分解される薬はかなり多いです。ジヒドロピリジン系という血圧の薬全部。スタチン系というコレステロールの薬の一部。血栓を作らなくする薬の一部。そしててんかんの薬と免疫抑制剤など。

特に日本で使う血圧の薬はジヒドロピリジン系が多いです。名称でいえば、「アダラート」「アムロジン」「ノルバスク」「カルブロック」「バイミカード」「ニバジール」「コニール」「アテレック」「ペルジピン」……、これだけ挙げてもまだあります。

この中にみなさんが実際飲んでいる薬がありませんか？

「カルブロック」を例に紹介しますと、この薬、グレープフルーツありの時はなしの時と比べて３・３倍効果が高くなります。ざっくりいうと薬３個分飲んだということです。

血圧を下げる薬とコレステロールを下げる薬は使っている人が多いので、特に注意していただきたいです。

「では、時間をずらして、グレープフルーツを食べるのはどうなの？」

という疑問も湧きますね。

これもだめです。あなたが一度グレープフルーツを飲食してしまったら、3日間代謝酵素が止まってしまうのです。3日間待っている間に次の日の薬を飲む時間がきてしまいます。薬を飲んでいる間はグレープフルーツジュースを飲んではいけないし、食べてもいけないのです。

――コーヒー・紅茶

コーヒー・紅茶もカフェインが含まれています。カフェインについてはお茶のところで説明しています。ドリップコーヒー150ccに含まれるカフェイン量は135mg。紅茶150ccに含まれるカフェイン量は30mgです。

特に気をつけたいのは、喘息の薬を飲んでいる方です。

喘息の薬で「テオフィリン」というものがあります。実はカフェインと似た構造をしていて、同じ代謝酵素で分解されます。つまり分解酵素のいすとり合戦になるのです。すると、あふれたテオフィリンの量が増えてしまい、副作用が出ます。軽い症状では頭痛と吐き気。そして、動悸がして、けいれんが出ます。ひどい時は意識がなくなります。

また、胃痛、胸やけなどの時に胃酸を抑える「H2ブロッカー」という薬も注意が必要です。こちらも分解酵素のいすとり合戦によってカフェインの量を増やしてしまいます。「イライラ」「ドキドキ」からはじまり、全身にけいれんが出ることもあります。またカフェインは胃を刺激するので、胃酸を抑える薬の効果を弱めてしまうことも考えられます。

精神安定剤などとも相性が悪いです。カフェインが興奮物質ということはご存知だと思いますが、つまり、落ち着くための薬の効果が無意味になってしまいます。

間違い3　市販の薬には副作用はない → 市販の薬でも副作用はある

いまやコンビニでも手にとれる市販薬。誰にでも買うことができるため、まさか副作用はないだろう、と思う方もいるかもしれませんが、そうではありません。薬である限り、副作用はゼロではありません。

市販薬を法律用語にすると一般用医薬品といいます。

市販薬というのは、患者さん自身が選んで飲むものなので、重い副作用がなくて、使いやすいものを厚生労働省が審査の段階で選んでいます。

厚生労働省の厳しい審査をクリアしてきた薬ですが、薬は薬です。副作用がありま す。

厚生労働省に寄せられた副作用報告について紹介します（図2－1）。平成19年度から平成23年度までの5年間で合計1220例ありました。1年間で平均すると25

図2－1　薬効群別副作用症例数の状況
（平成19年度から平成23年度）

薬効分類	副作用症例数	主な副作用
総合感冒剤（風邪薬）	404	スティーブンス・ジョンソン症候群、間質性肺疾患、劇症肝炎等
解熱鎮痛消炎剤	243	スティーブンス・ジョンソン症候群、喘息発作重積、腎障害等
漢方製剤	132	肝機能異常、間質性肺疾患、偽アルドステロン症等
禁煙補助剤	70	アナフィラキシー様反応、狭心症、うつ病等
耳鼻科用剤	47	横紋筋融解症《おうもんきんゆうかいしょう》、けいれん、呼吸困難等
鎮咳去《ちんがいきょ》たん剤	25	アナフィラキシーショック、中毒性皮疹、黄疸等
鎮痛、鎮痒《ちんよう》、収れん、消炎剤	24	接触性皮膚炎、アナフィラキシーショック、全身紅斑等
その他の生薬および漢方処方に基づく医薬品	24	肝機能障害、偽アルドステロン症、間質性肺疾患等
カルシウム剤	23	結腸ポリープ、胆石症、白内障等
その他	228	
合　計	1220	

0例もあるということになります。圧倒的に多いのが総合感冒剤といわれる風邪薬で404例。次に多かったのが、「バファリン」などの熱を冷まして炎症を抑える解熱鎮痛消炎剤243例、そして漢方薬（漢方製剤）132例でした。

そして死亡に至ったものが合計24例。そのうち総合感冒剤の12例が最も多く、解熱鎮痛消炎剤4例、漢方薬で2例ありました（図2－2）。

死亡までいかなくても後遺症が残った例が合計15例ありました（44ページ図2－3）。

——身近で起こる「副作用」

私が患者さんの相談に応じて選んだ薬でも、残念ながら副作用が出たことがありました。「目がかゆい」ということでしたので、かゆみ止め成分である「クロモグリク酸ナトリウム」入りの目薬を紹介しました。

しかし、翌日、「目が痛い！」と言ってきました。もしかしたらその目薬に入っている清涼成分で刺激を感じたのかもしれません。かゆいと目をこすりすぎて傷になってしまったところに目薬が入ったからもしれません。いずれにせよ、薬を使って、症

図2－2　死亡症例の状況（平成19年度から平成23年度）

薬効分類	副作用症例数	主な副作用
総合感冒剤（風邪薬）	12	中毒性表皮壊死融解症、肝障害、間質性肺疾患、スティーブンス・ジョンソン症候群等
解熱鎮痛消炎剤	4	ライ症候群、喘息発作重積、代謝性アシドーシス等
漢方製剤	2	間質性肺疾患
制酸剤	1	中毒性表皮壊死融解症
催眠鎮静剤、抗不安剤	1	死亡
鎮咳去たん剤	1	意識変容状態、心室性頻脈
混合ビタミン剤（ビタミンA・ビタミンD混合製剤を除く）	1	劇症肝炎
総合代謝性製剤	1	薬物性肝障害
その他のアレルギー製剤	1	眼球突出症、眼痛、嘔吐
合　計	24	

状がさらにひどくなってしまったことは事実です。この患者さんには病院を受診してもらい、事なきをえましたが、ひやっとする出来事でした。

私が直接対応した患者さんではありませんが、実際に起こる恐い副作用の１つに、スティーブンス・ジョンソン症候群というものがあります。

その患者さんは、市販の風邪薬を買って飲んでいた

図２－３　後遺症が残った症例の状況
（平成19年度から平成23年度）

薬効分類	副作用症例数	主な副作用
総合感冒剤（風邪薬）	8	スティーブンス・ジョンソン症候群、中毒性皮膚壊死融解症等
解熱鎮痛消炎剤	2	皮膚粘膜眼症候群、小脳性運動失調
カルシウム剤	2	網膜剥離、歯槽骨炎
鎮咳去たん剤	1	スティーブンス・ジョンソン症候群
複合胃腸剤	1	糸球体腎炎
その他のビタミン剤	1	肺塞栓症
合　計	15	

そうですが、「熱が下がらないので違う薬がほしい」ということで薬局にやってきました。薬剤師は違う薬を紹介しようとしたそうですが、患者さんの目やにに気づいて、スティーブンス・ジョンソン症候群を疑い救急車を呼びました。実際その患者さんは本当にスティーブンス・ジョンソン症候群だったそうです。

スティーブンス・ジョンソン症候群とは、アメリカの小児科医でスティーブンスとジョンソンが発見した症状のことで、日本語でいうと皮《ひ》膚《ふ》粘《ねん》膜《まく》眼《がん》症《しょう》候群《こうぐん》です。

高熱（38℃以上）を伴って、発疹・

発赤、やけどのような水ぶくれなどの激しい症状が、比較的短期間に全身の皮膚、口、目の粘膜に現われる病態です。その多くは医薬品が原因と考えられていますが、一部のウイルスやマイコプラズマ感染にともない発症することも知られています。

このスティーブンス・ジョンソン症候群の発生頻度は、人口100万人あたり年間1～6人と報告されています。

厚生労働省の「重篤副作用疾患別対応マニュアル」では、スティーブンス・ジョンソン症候群について、このように説明しています。

重篤な皮膚症状などをともなう「スティーブンス・ジョンソン症候群」は、その多くが医薬品によるものと考えられています。抗生物質、解熱消炎鎮痛薬、抗てんかん薬などでみられ、また総合感冒薬（風邪薬）のような市販の医薬品でもみられることがあるので、何らかのお薬を飲んでいて、次のような症状がみられた場合には、放置せずに、ただちに医師・薬剤師に連絡してください。

市販薬で、このような副作用が起きることがあるというのは一般的に知られていないのが現実です。なので、発見が遅れてしまい、さらに症状がひどくなってしまうことがあります。その分、処方せん薬と比べてたちが悪いともいえます。

私たち薬剤師は患者さんに薬局に来てもらえば話を聞いたり観察をしているうちに副作用に気づくことができます。

しかし薬剤師の手の届かないところで起きてしまったことは、患者さん自身が気づいて連絡するしかないのです。何かおかしなことに気づいたら、すぐ処方した薬局か医師に連絡し、連絡をする時には、服用した医薬品の種類、服用からどのくらいたっているのかなどを伝えるようにしてください。

図2－4に、すぐ病院に連絡したほうがよい症状をまとめましたので、参考にしてください。

図2-4　死亡例も出ているので病院に連絡したほうがいい症状

- **中毒性表皮壊死融解症が疑われる症状**
  高熱（38℃以上）、目の充血、くちびるのただれ、のどの痛み、皮膚の広い範囲が赤くなる症状がみられ、その症状が持続したり、急激に悪くなったりする。

- **スティーブンス・ジョンソン症候群が疑われる症状**
  高熱（38℃以上）、目の充血、めやに（眼分泌物）、まぶたの腫れ、目が開けづらい、くちびるや陰部のただれ、排尿・排便時の痛み、のどの痛み、皮膚の広い範囲が赤くなる症状がみられ、その症状が持続したり、急激に悪くなったりする。

- **間質性肺炎が疑われる症状**
  階段を登ったり、少し無理をしたりすると息切れがする･息苦しくなる、空咳が出る、発熱するなどの症状がみられ、これらの症状が急に出現したり、持続したりする。

- **薬剤性肝臓障害が疑われる症状**
  倦怠感、食欲不振、発熱、黄疸、発疹、吐き気・嘔吐、かゆみなどがみられ、これらの症状が急に出現したり、持続したりする。

――アナフィラキシーショックは、薬の副作用でも起こる

ハチに刺された時のものが有名なアナフィラキシーショックですが、医薬品によるものも、年間で数百例が発生していると推測されます。

医薬品によるアナフィラキシーショックは、即時型アレルギー反応で起こるといわれています。即時型アレルギー反応の例としては、花粉症がわかりやすいです。花粉症の人は、花粉を吸ったらすぐにくしゃみが出ますよね。このように、原因となる物質が取り込まれるとすぐに反応することをいいます。

アナフィラキシーショックになると、医薬品投与後、多くの場合は30分以内に、皮膚のかゆみ・じんま疹が起こったり、皮膚が赤くなったりします。皮膚の症状に続いて、腹痛・吐き気・嘔吐・下痢などの消化器症状が起こります。この時視野が狭くなったり、見え方がおかしくなったりすることがあります。そして、胸が締めつけられる感じに襲われます。咳・鼻水も出てきて、喘息発作のような症状が起き、しまいには呼吸困難になります。最後のほうで、低血圧・動悸・頻脈などの循環器症状や、不

安・恐怖感・意識の混濁などの神経関連症状が現われてきます。呼吸困難や低血圧は死と直結してきます。

アナフィラキシーショックが起こりやすい薬としては、

- **消炎鎮痛薬**
- **抗生物質**
- **抗がん剤**
- **造影剤**
- **アレルギー治療用のアレルゲン**

があります。

造影剤というのは検査の時に目的の部分をはっきり見るために使う薬のことです。胃のレントゲンを撮る時に飲むバリウムも造影剤です。造影剤のうちヨウ素を含んでいるものは特に起こりやすいです。

市販薬では消炎鎮痛薬に注意が必要です。

アナフィラキシーショックを起こしやすい人もいます。

・薬でアレルギーが出たことがある人
・食べ物のアレルギーを持っている人
・喘息
・アレルギー性鼻炎
・アトピー性皮膚炎
・疲労

疲労なんて誰でも持っているのではないでしょうか?

ちなみに私の母はアレルギー性鼻炎と疲労が重なったところに、検査の造影剤でアナフィラキシーにかかりました。検査中で病院にいたので、すぐに対応してもらえました。該当する症状が出たら、すぐに医師に連絡してください。

間違い4
病院の薬が効かないので薬局に薬を買いにいく
↓薬局は病院の薬以上に強い薬は出せない

「病院の薬が効かない」と薬局に来る患者さんも多いです。特に目立つ、皮膚薬、風邪薬のケースをご紹介しましょう。

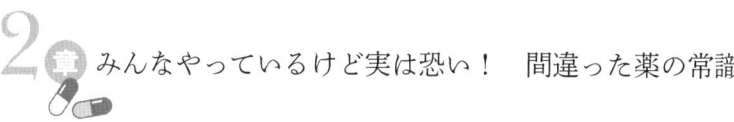

――皮膚薬の患者さんのケース

「病院の塗り薬はステロイドばっかりで全然効かないからさ、薬局で何かいい薬がないかと思って」

という患者さんがいました。

「ちなみにどの薬を使いましたか？」と質問すると、「緑色のふたで、プラスチックのさ、こういう容器に入っている薬」と答えてくれました。

この時点で何の薬かさっぱりわかりません。正しく薬を出してほしいなら、薬の名前を正確に伝えてほしいです。覚えられないなら、お薬手帳を持参してもらわないと、薬局薬剤師はしぼり出した推測だけで薬を選ばざるをえないのです。

プラスチックの容器というのは薬局で用意した容器です。そこに何かの薬を詰めて渡しています。薬局によって緑色のふたを採用したり、ピンクだったりするだけなのです。「緑色のふたの軟膏容器に入っている薬」ではまったくわからないのです。

ただこの場合は、その前に「ステロイドばっかり」というヒントがあったので、何かのステロイドを塗っていたが効かないということがわかります。


ここでステロイド薬について説明しておきます。ステロイド薬は皮膚の炎症を抑える目的で使います。その強さは5段階あります。強い順に1群、2群、3群、4群、5群です。1群と2群の薬は病院専用です。3群から5群は市販でも扱っています。

もし緑色の容器の中に1群や2群の薬が入っていたら、薬局で3群の薬を出したところで効くわけがありません。

ステロイド薬の副作用で恐いのが全身作用です。皮膚から入った薬が全身に回るということです。ステロイドというのは、私たちの体にもともとあるものです。それが外からたくさん入ってくると、体は混乱します。そんなに外から入ってくるなら、自分で作らなくてもいいだろうと、ステロイドを作らなくなります。これは1群の薬を使った時に特に注意します。

ステロイドは免疫抑制作用がありますので、塗った場所が細菌に感染しやすくなるという副作用もあります。そして知らない間に皮膚の常在菌が増殖してぶつぶつができることがあります。

また、皮膚が薄くなるという副作用はどのレベルでもあります。血管がよく見えるようになったら皮膚が薄くなったサインです。

そもそも、この方はどの薬を使っているかわかりませんので、薬局で渡せる薬は残念ながらありません。

薬局薬剤師が一番恐れていることは、今ある症状よりひどくすることです。

仮に、ここで、市販で一番強い3群のステロイド薬を選んだとしても、それによって今まで抑えられていた症状がさらに抑えられなくなることもあります。免疫抑制作用が出て、皮膚が化膿してしまうこともあります。したがって、治療の経過を一番知っているいつもの医師に、相談したほうがよいのです。

では、薬局薬剤師は何もしないのか？と怒られそうなので、ひとつ、いいことをご紹介します。

ステロイド薬を効果的に効かせるコツというものがあります。それは「保湿剤」です。

ステロイド薬は炎症を抑える作用がありますが、副作用として皮膚が薄くなります。皮膚が薄くなるとまた刺激に過敏反応して炎症が起きやすくなります。そして、炎症が起きる↓ステロイドを塗る↓皮膚が薄くなる↓刺激に過敏反応する……という繰り返しになります（もしかしたら「ステロイドが効かない」という方はこういう状況になっているかもしれません）。

そこで使えるのが、保湿剤です。保湿剤を塗った上に、ステロイドを塗るのです。お勧めの保湿剤を3つ挙げるとしたら、ノバルティスファーマから出ている「HPクリーム」（第2類医薬品）はヘパリン類似物質という成分を含んでいるので水分を保持することができます。あるいは皮膚の上にもう1枚皮膚をのせるという「リピジュア」という成分を使った保湿クリームも効果があります。たとえば、資生堂薬品から出ている「フェルゼアリペアベールＥＸ」（医薬部外品）などがあります。また、セラミドという皮膚の成分がしっかりしていれば中の水分が外に出ないことに注目した保湿クリームが、第一三共ヘルスケアから出ている「ロコベースリペアクリーム」（化粧品）です。

なお、どの保湿薬を選んだとしても、ケチって使ってはダメです。もう、白いでしょというところまで塗ってください。これで皮膚が薄くなる副作用から守りつつ、ステロイド薬によって皮膚の炎症を抑えることができるのです。

——病院で抗生物質を出している場合、薬局で出せる薬はない

「４日前から抗生物質と咳止めと痰切りを飲んでいたのだけど、明日で薬が終わるので何かないかしら？」という患者さんが来ました。

この抗生物質というのも市販では扱っていない薬です。

そもそも抗生物質とは、今、あなたが持っている菌に対して出された薬です。

実は、菌はやみくもに殺してはいけないのです。「生きとし生けるもの、殺生してはならぬ」と言いたいわけではありません。体にいたほうがよい菌もあるからです。例としては、大腸に住んでいる腸内細菌がわかりやすいと思います。乳酸菌や大腸菌や色々な菌が住んでいて絶妙なバランスをとっています。乳酸菌が少し減るだけで、大腸菌の勢力が拡大します。

同様に、抗生物質で、ある菌を殺してしまったら、他の菌が大量発生します。大量発生した菌は悪さをするので、結局病気になります。やみくもに殺すのは他の病気の元なのです。抗生物質を出すということはそれほど慎重にならざるをえないのです。

そこまでして出された抗生物質で効果がないとなるとそれは大問題です。残念ながら出された抗生物質が外れてしまったことも考えられます。もう一度主治医の先生に戻すべき例です。

市販の薬をむやみに使って今ある症状を引き延ばすのは、最悪死ぬこともある行為です。みなさんはぜひそんな目にあわないようにお願いします。

3章

この飲み方は症状を悪化させます

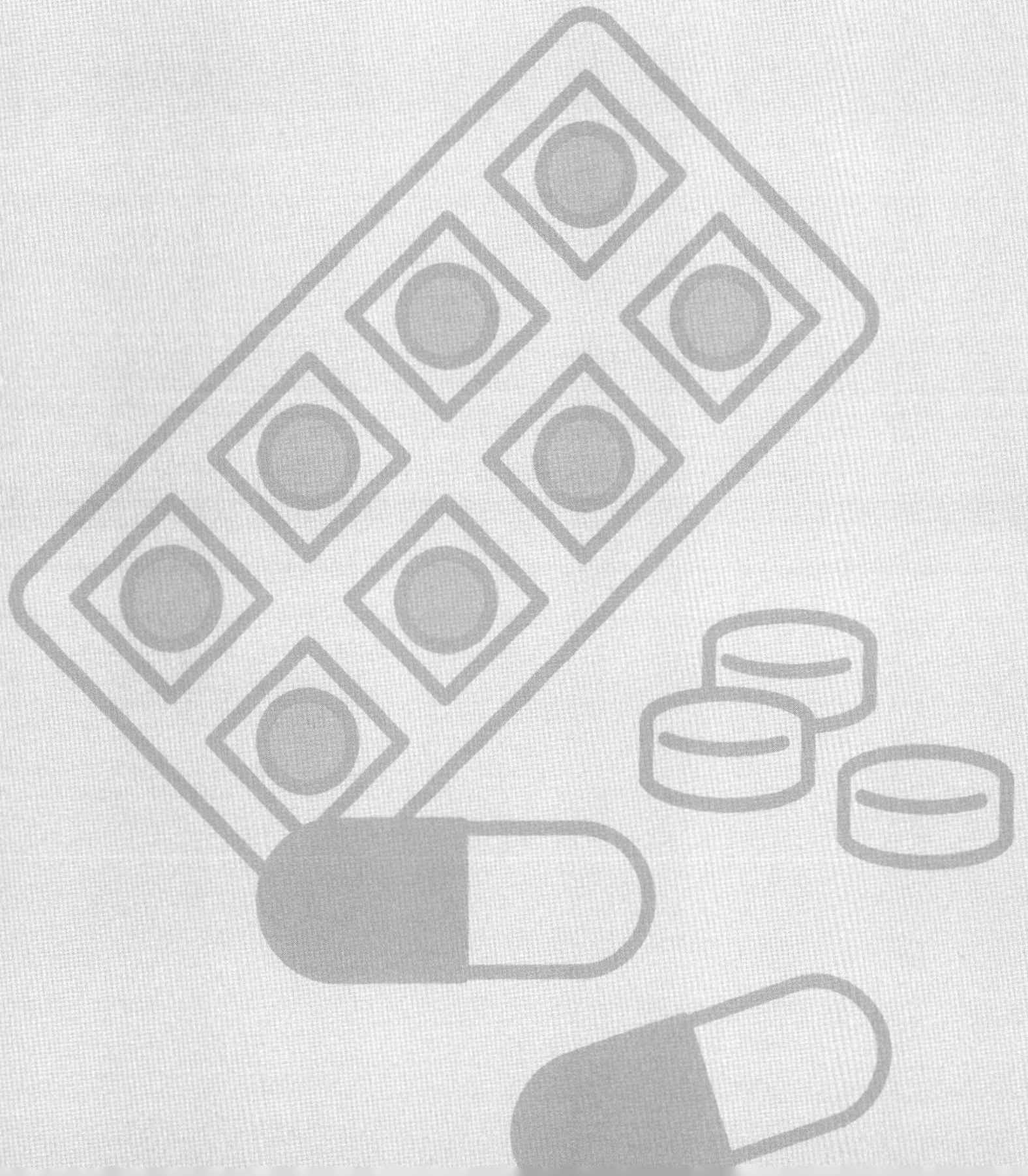

危険度
★★

〝いつもの薬〟の「信者」になってはいけない

それ以外の薬では効かなくなったり、薬が原因の病気になることも

「信じる者は救われる」とはよく言われます。

しかし、薬の世界では、「信じる者は、むしろ危ない」ということもあります。

薬局に来る患者さんを見ていると、特定の薬の「信者」となっている人がいます。

たとえば、「パブロンゴールド信者」の人がいます。

「風邪薬ください」

こう言われたら、この方に合わせた薬を出そうとするのが薬剤師ですので、質問をするのですが、

「いつからですか？　どんな症状ですか？」

「いいから風邪薬よ」

と質問を無視しまして、「いいから早く出してほしい」と言わんばかりの勢いです。よくよくその人の視線を見ると、ある薬を探しているようでした。ひょっとして、この人が言っている風邪薬というのは「パブロンゴールド」のことなのか？

それで、「パブロンゴールド微粒44包」を出してみると、

「それよ。それそれ」

と言うではないですか！　ここで信者確定です。


さらにこの患者さんは、2週間後にもう一度来局しました。

「風邪薬ください」

2週間で44包全部飲んだの？　1日3回飲む薬なので、44包飲み終えると、ちょうど2週間だけど、そもそもそんなに飲んでも改善されないのは、何が違う病気ではないの？

でも、もしかしたら他の家族も風邪をひいていて飲んだということも考えられるので、また質問しました。風邪をひいているのはご本人ですか？　ご家族の方ですか？

「私よ。風邪薬を飲むとよくなるのよ」

2週間飲み続けていて、薬を飲んでいる間はよくなっているらしい。しかし、通常風邪なんて2週間もしないうちに治るわけです。風邪薬を2週間飲み続けるなんて違う病気ではないのか、恐ろしいと思いながら、薬剤師は言うわけです。

「風邪の症状が長いようですので、病院に行ったほうがいいですよ」

「風邪にはこれが一番よ。いいからちょうだい」

と答えるので、仕方なく販売します。これが信者です。

パブロンゴールド信者は、風邪になったと思ったら、ひたすら「パブロンゴールド」を飲み続けます。パブロンを作っている大正製薬は改良に改良を重ね、「パブロンエースAX」といった「パブロンゴールド」以上に効き目がある薬を作っています。そういういい薬があるにもかかわらず、「パブロンゴールド」を選んで飲んでいます。信者には何を言っても聞かないので、その方が信じている薬を出します。せっかくいい薬が使える場面でも、これではよりよい薬物治療ができません。

――症状別に見かける「信者」

ビタミン剤の分野では「アリナミンEX」信者がいます。疲れがあれば何でも「アリナミンEX」を使えば治ると思っている、ビタミン剤の分野では多い信者です。

その他、多いのは「バファリン信者」や「ロキソニン信者」、「セデス信者」、さらに「ケロリン信者」もいます。

症状別にみると、胃薬では「第一三共胃腸薬信者」、「大正漢方胃腸薬信者」に「ガスター10信者」。便秘薬は「タケダ漢方便秘薬信者」に「コーラック信者」がいます。

風邪薬では「パブロンゴールド信者」と「新ルルA信者」が有名です。

皮膚薬なら「オロナイン信者」が圧勝です。

確かに、市販薬というものは自分で選んで飲むものなので、何を選んだらいいいかわからないということはあると思います。

そこで、テレビCMでイメージづけられたものなら間違いないと信じ切って、それだけを飲むことになるのでしょう。

しかし、「信者」になると、

・もっとよい治療方法や薬があるのに、その道を閉ざして悪化させてしまう

・その薬でなくては効かなくなってしまう

という弊害があるため、私は結構危険だと思っています。

事例をまじえて紹介しましょう。

——もっといい薬があるのに使わない「オロナイン信者」

「オロナイン信者」は皮膚の症状なら何でもオロナインを塗ります。切り傷ができた時、あかぎれができた時、しもやけができた時、やけどになった時、ひび割れができた時、水虫になった時……、「オロナインH軟膏」という薬はまさに万能薬です。

この薬の効能効果を読んでみましょう。にきび・吹き出物・はたけ・やけど（軽いもの）・ひび・しもやけ・あかぎれ・きず・水虫（じゅくじゅくしていないもの）・たむし・いんきん・しらくも、以上です。何でも効くのでとても便利です。

ただ、それぞれの症状に専用の市販薬が出ています。にきびや吹き出物にはにきびや吹き出物専用の市販薬があります。しもやけや水虫にも専用の市販薬があります。専用の薬は専用の薬なりの理由があって、その症状にピンポイントで効くのです。何でも効くオロナインは専用の薬に比べて効き目が弱いのです。オロナイン信者になってしまうと、専用の薬を使う機会を失ってしまい、もっと早く治るものを治らなくしてしまうのです。家庭に１本こういう万能薬は必要ですが、それだけに頼り切ってしまうのは問題です。

――薬に頼らなければ正常に働かなくなる「タケダ漢方便秘薬信者」

「タケダ漢方便秘薬信者」は便秘になったら、タケダ漢方便秘薬を飲めばいいと思っている人です。タケダ漢方便秘薬はとてもいい薬です。でも誤解もあります。漢方便秘薬は「漢方」がついているので副作用がないと思っていませんか？　漢方なので、作用がマイルドだと思っているのではないでしょうか？

信者になってしまうと、そういうものだと思い込んでいるので、正しい情報を受け入れることができません。

漢方処方のうち、その薬を構成する生薬が少ないものは作用が鋭いです。効果の実感ができるほどです。そしてその分、副作用がわかりやすく出ます。

タケダ漢方便秘薬は「大黄甘草湯《だいおうかんぞうとう》」を使っています。名前の通り、大黄という生薬と甘草という生薬の2種類です。大黄がメインの薬で、大腸を直接刺激する働きがあります。大黄に含まれている「センノシド」という成分が腸内細菌によって「レインアンスロン」という活性体に変わります。このレインアンスロンが直接大腸を動かすので、便が出ます。

甘草は大黄を補佐するものです。大黄が激しすぎるのでその作用を緩和します。また腸内の水分を保持するので大黄の作用をさらに効果的にします。

また、この薬を飲み続けると、「常習便秘」になりやすい、ということもあります。それだけ激しい薬です。そんな激しい薬を飲み続けることが問題です。信者になってしまうと、この薬なしでは便が出ないので飲み続けてしまうのです。

以上により、信者は連用してしまう危険性と、よりよい治療が受けられなくなって症状を悪くさせてしまう問題があるのです。

——バファリン信者になると恐い「薬剤性頭痛」

信者の中でも恐いのは、「バファリン信者」です。

さて、「バファリン」と一口にいっても、現在は「バファリン」ブランドで様々な薬が薬局の店頭に並んでいます。「バファリンプレミアム」「バファリンルナi」など解熱鎮痛剤と風邪薬を合わせて、12種類あります。

みなさんが思っている、あの濃紺のパッケージに白地で文字の書かれたバファリンは「バファリンA」のことです。

メーカーも工夫をして、様々な商品を開発しています。主成分が違うものもありますし、「クイックアタック」といわれる、薬が胃の中ですぐ溶ける製剤技術を使った「バファリンプレミアム」という商品もあります。

このようにバファリンシリーズも色々工夫がされていて、進化をしています。

そうはいっても信者がいるのは「バファリンA」です。しかも10錠包装、20錠包装、

40錠包装、60錠包装、80錠包装がある中でも40錠包装を好んで使います（「バファリンください」と言われて、「バファリンA40錠」を持ってこない薬剤師は「あんた、違うわよ！」とぼろくそに怒られます）。そのため、本書で単に「バファリン」と書いた時は、「バファリンA」だと思ってください。

——薬剤性潰瘍の危険がある

バファリン信者になって恐いのは、

・薬剤性潰瘍の危険性がある
・薬物乱用頭痛になる可能性がある

ということです。

順に説明していきましょう。

胃潰瘍と十二指腸潰瘍を合わせて、消化性潰瘍といいます。

消化性潰瘍の原因の1位はヘリコバクター・ピロリ菌による感染です。ピロリ菌は保険診療で除菌ができます。もしかしたら、みなさんもピロリ菌の除菌をやったことがあるかもしれませんね。それくらいピロリ菌の除菌治療は多く行なわれています。このため、ピロリ菌による消化性潰瘍は減少してきています。

ピロリ菌にとって代わって1位になりそうだと心配されているのが、鎮痛剤による潰瘍です。「NSAIDs《エヌセイズ》潰瘍に関する疫学調査」（塩川優一、齋藤輝信ほか：リウマチ31：96、1991）によると出血性胃炎を含む上部消化管出血のリスクが、アスピリン（NSAIDs）を使う人は、何も薬を使わない人と比べて5・5倍あるそうです。

ここでいきなり専門用語が出てきてしまいましたが、NSAIDsというのは非ステロイド性抗炎症薬で、抗炎症、鎮痛、解熱作用があります。簡単にいえば、「バファリン」など、みなさんが知っている解熱鎮痛薬のことです。

この調査の概要をざっくりいうと、アスピリンを飲んでいると、5・5倍胃の出血が起こりやすくなるよ、ということになります。

「バファリン」の主成分はアスピリンです。バファリン信者が用法用量を無視して、長期連用してしまったら、薬剤性潰瘍になることだってあるのです（実際に市販だけでそこまでなる方は少ないのですが、病院で鎮痛剤を飲んでいたり、市販薬でも長期で飲むときは、気をつけたほうがよいと思います）。

――常用から薬物乱用頭痛になるまで

もう1つの、薬物乱用頭痛についてです。

「バファリン」は頭痛薬として使うことが多いと思います。テレビCMも頭痛で使うことを想定したものが流れています。

「ママ……大丈夫？」

「うん……ありがとう。大丈夫、『バファリン』、飲んだから」


このシーンを見る限り、薬剤師としては、片頭痛の症状が出ているように思います。

頭痛は緊張性頭痛と片頭痛の2つに大きく分けられます。

緊張性頭痛は肩こりや首こりがあって、血流が悪くなってしまい、頭の血管にうまく血が流れないことで起こります。肩こったなぁと思ったら、頭がキュ～っと締めつけられるような感じがします。

片頭痛はむしろ血流がよすぎて、パンパンの血管が血管を取り巻く神経を圧迫することで起こります。片頭痛は発作的に起こり、くらくらして立っているのがつらくなります。そして、あのCMのように横になっているのです。

片頭痛で悩まされていた有名人が小説家の太宰治でした。晩年の太宰が書いた作品「歯車」での一節です。「僕はこう云う経験を前にも何度か持ち合わせていた。歯車は次第に数を殖やし、半ば僕の視野を塞いでしまう、が、それも長いことではない、暫らくの後には消え失せる代りに今度は頭痛を感じはじめる……」

片頭痛が起こる前に視界がまぶしくなるということがあるのですが、太宰の場合はそれを上回る症状が出ています。歯車が見えてそれが数を増やして視野を塞ぐという前兆がきてから、頭痛がガンガンとはじまるのです。

太宰とまではいかないまでも、発作的に起こるということは本当に恐ろしいものです。あの痛さがまたくるのか？　いつくるのか？　それにビクビクしながら日常生活を送らないといけないのです。

さらに悪いのは、そう思っていると、発作というのは起こりやすくなるのです。ビクビクする↓交感神経が興奮する↓血流がよくなる↓血管を取り巻く神経を圧迫する↓片頭痛発作が起きる、という流れです。

そして、発作が起きた時に「バファリン」を飲みます。発作が起きた↓「バファリン」を飲んだ↓効いた↓よかった、という成功体験ができます。成功体験があるから、すぐ「バファリン」を飲みます。頭痛＝「バファリン」という図式ができあがります。

こうしてバファリン中毒とさえいえる状況になっていきます。

――薬物乱用頭痛をなくすには、「バファリン」をやめること

この片頭痛＋「バファリン」の常用は、薬物乱用性頭痛につながります。

薬物乱用性頭痛とは、緊張型頭痛、片頭痛の次に多い頭痛で、頭痛のうち1％いるといわれています。男女比は1：1・35で女性に起こりやすいことがわかっています。また、成人だけでなく小児や思春期においてもみられますが、特に中年女性においてその罹患率が高い傾向にあります。

これは、薬物の過剰服用が引き金となり、痛みに対する感受性が過敏になる、つま

り痛みの閾値が下がってしまうことが原因と考えられています。

薬物乱用性頭痛の診断基準は次のようになっています。

① 頭痛が1か月に15日以上ある
② 特定の薬を3か月を超えて定期的に乱用している
③ 頭痛は薬物乱用のある間に出現もしくは著明に悪化する
④ 特定の薬物の使用中止後、2か月以内に頭痛が消失、または以前のパターンに戻る

どうでしょう? みなさんの中に当てはまる項目はありましたか? 薬物乱用性頭痛は、治療すれば70%の患者さんが治ります。とにかく乱用している薬をやめることが治療のメインとなります。その後、リバウンドで頭痛が起こりますが、それに対しては違う薬を使います。頭痛になった=信じている薬を飲む、という図式を外していく治療です。

薬物乱用頭痛が起こらなくするために、同じ薬を使うのは月10日までにすることが

必要です。

ここまで「バファリンA錠」についてぼろくそ言ってきたように感じとられるかもしれません。「バファリンプレミアム」というよりよい薬があるので、私はむしろそちらを紹介しています。マグネシウムが入っていない分使いやすいですし、薬剤性潰瘍のリスクもアスピリンよりは少ないです。さらに、クイックアタックという早く溶ける製剤技術はプレミアムにしかありません。こういったことからもプレミアムのほうが使いやすい薬だと思っています。

危険度
★★★

調子がよくなったので、タミフルを飲むのをやめる
↓
ウイルスが息を吹き返して病状が悪化する

冬になるとインフルエンザが猛威をふるいます。厚生労働省によると例年インフルエンザの感染者数は日本国内で推定1000万人いるといわれています。10人に1人はインフルエンザにかかっていることになります。国内の2000年以降の死因別死亡者数では、インフルエンザによる死亡数は年間で214(2001年)~1818(2005年)人います。

さて、インフルエンザになっても、タミフルがあるから治ると思っていませんか?タミフルを含むインフルエンザ薬で治療すると、2日後には熱も下がっていて、自覚症状がほぼなくなります。「こんなに元気になっているのに、なぜ家で待機しなくてはならないのか?」「もう薬は飲まなくていいのではないか?」というくらいに元

気になります。

しかし、この状態、本当に治っていると言えるのでしょうか？

図３－１をご覧ください。

これは、タミフルを含むインフルエンザ薬について、使った群と使わなかった群において体内のウイルス残存率を調べたものです。

２～３日目のウイルス量を見ると約90％も体内に残っていることになります。

ここでタミフルを飲むのをやめてしまうと残された90％のウイルスが息を吹き返すかもしれません。しかも、薬の効果をくぐりぬけてきた精鋭のウイルスたちですから、耐性ウイルスの原因になります。

実は、タミフルは、その薬が効かなくなる耐性ウイルスの存在が問題となっています。日本におけるタミフルの使用量は世界第一位であり、約７割が日本で使用されていると報告されています。

しかし、その使用量の多さから耐性発現の上昇が懸念され、２００４年の研究調査により、日本における耐性ウイルスの発現率は18％と海外に比し非常に高率であるこ

図3-1　インフルエンザ薬とウイルス残存数

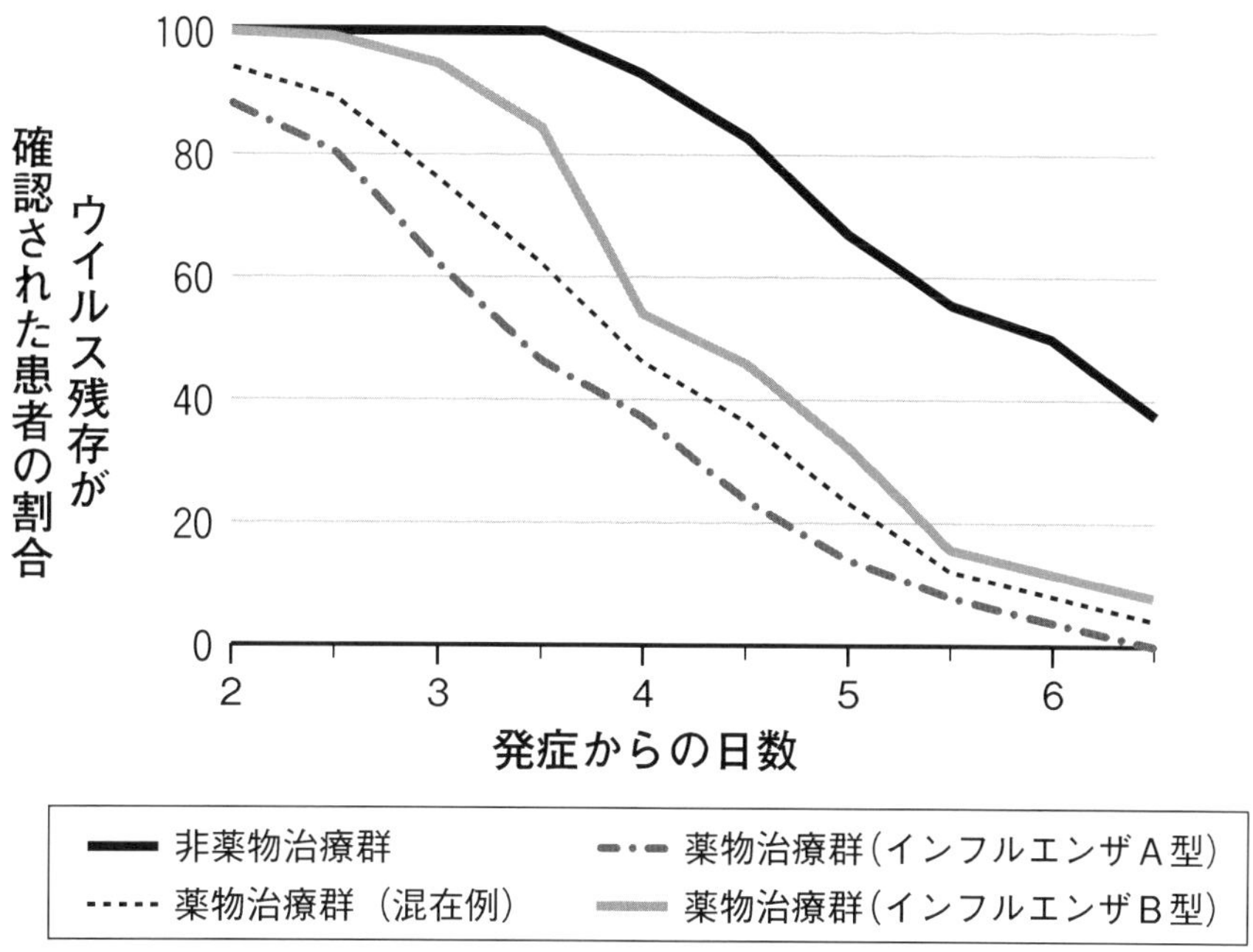

1）Effects of antiviral drugs on viral detection in influenza patients and on the sequential infection to their family members—serial examination by rapid diagnosis (Capilia) and virus culture (International Congress Series. 2004；1263：105-108)

とが報告されました。

90％のウイルスが体内にいる状態で外に出歩くと他の人にうつすことになります。しかも、ただのウイルスではありません。薬の効果をくぐりぬけてきた精鋭のウイルスです。そんな恐ろしいウイルスをまき散らすなんて、大変なことです。

危険度
★★★

たくさん飲めば早く治ると思って、風邪薬を必要量以上飲む
↓
肝臓にダメージを与え、死ぬこともあります

風邪薬は、正しく使えば不快な症状がなくなり、体力の温存に役立つい い薬です。しかし、市販薬の副作用発生件数が堂々1位であると同時に、死亡発生件数が1位であるのもまた風邪薬です。

たとえば、先ほどの薬剤性食道潰瘍も、風邪薬は消炎鎮痛剤を含むわけですから起こりえるわけです。

また、風邪薬でさらに恐い病気として「薬剤性肝障害」があります。

――風邪薬で起こる「薬剤性肝障害」

薬剤性肝障害とは、薬の副作用で肝機能が悪くなってしまうことをいい、厚生労働省の重篤副作用別対応マニュアル「薬剤性肝障害」に取り上げられている重篤な副作用です。

肝臓は、生命維持に必要な様々な働きをする大切な臓器です。薬の代謝（化学変化）は肝臓で行なわれることが多く、様々な代謝産物が肝臓に出現するため、副作用として肝機能障害が多いのです。

初期症状としては、倦怠感、発熱、黄疸、発疹、吐き気・嘔吐、かゆみなどがみられ、これらの症状が急に出現したり、持続したりします。

肝臓は、色々な働きをしている臓器です。ここがダメになると影響は多岐にわたります。代表的なものを6つ挙げておきます。

① 肝臓でビリルビン（古い赤血球が分解されてできる老廃物）を排出する処理が適切に行なわれなくなります。その結果が黄疸です。

② 肝臓で血液凝固を支えるタンパク質を十分に合成できなくなります。その結果、出血が起こりやすくなります。出血が多くなると死にます。

③ 肝臓でアンモニアの解毒ができなくなります。アンモニアは神経を傷つける働き

があります。脳の神経を傷つけると脳の機能がなくなっていくので、ひどい時は意識を失って死んでしまいます。

④　肝臓が機能しないので、小腸から肝臓に入る血管（門脈）が行き場を失います。血液は別の流れ道を探すことになり、食道の下部、胃の上部にバイパスを作っていきます。門脈と違ってバイパスの血管は大量の血液を送るようにできていません。なので、血管が瘤を作ってしまいます。これを静脈瘤といいます。ある静脈が数珠のように大きく腫れ、時に破れて大出血を起こすことがあります。大出血をしたら死にます。なお、胃や食道の近く以外にもバイパスを作ることがあり、そこでも静脈瘤を作っていきます。

⑤　④に付随しますが、いくらバイパスを作っても血液の行き場はないので、圧力がかかってしまいます。圧力がかかると血管から水分がしみ出してしまい、腹水と呼ばれる症状になります。腹水になるとお腹が張って苦しくなったり、栄養分の喪失などが起こったりします。

⑥　激しいケースだと劇症肝炎といって肝臓が短期間で破壊されてしまうので、高い頻度で死亡してしまいます。

――「風邪だと思ったら、薬剤性肝障害だった」というケースも多い

こんなふうに恐い薬剤性肝障害ですが、やっかいなところは、初期の症状が風邪の症状と似ているところです。

薬剤性肝障害になる患者さんのほとんどは、最初は軽い風邪で風邪薬を飲むのですが、その時飲みすぎたり、体質的な問題で薬剤性肝障害になることが多いです。

患者さんとしては、のどが痛い、鼻水が出る、咳が出るという症状が出ており、風邪だと思って薬を飲んでいるわけですから、まさか「肝臓が悲鳴をあげている」とは思わないことが大半です（肝臓をいたわろうと思うのはお酒を飲む時と、血液検査の前くらいなものですよね）。

そして風邪がなかなか治らないなぁと思って風邪薬を使い続けているうちに薬剤性肝障害の症状が進んでいることがあるのです。

このまま薬剤性肝障害が進むと、前記の①～⑥のどれか、あるいは全部が起こることもありえます。

そもそも風邪は3日で治るものです。長いものでも5日あれば治ります。3日分や5日分で使い終わる薬が多いのはそのためです。風邪薬を使い終わってもまだ熱が下がらなかったり、体にだるい症状が出ている時は薬剤性肝障害を疑ってください。

――副作用の出方にはパターンがある

薬剤性肝障害の副作用が出るパターンとしては、次のようなものがあります。

①　たくさん薬を飲んではじめて副作用が出る場合

これを「中毒性肝障害」といいます。

たとえば風邪薬にもよく使われているアセトアミノフェンという解熱消炎鎮痛薬は、どんな人でもたくさん（規定量の10〜20倍以上を一度に）飲めば肝機能障害が出ます。アセトアミノフェンは肝臓で分解される薬です。まずは肝臓のCYP《シップ》という代謝酵素でN－アセチル－p－ベンゾキノンイミンと呼ばれる毒性物質に変えられますが、グルタチオンという物質をくっつけることで無害になります。

このグルタチオンの量には限りがあるので、大量にアセトアミノフェンを飲みすぎると有毒な物質がたまってしまいます。それが肝臓の細胞を破壊するのです。

ただし、このケースはほとんどありません。

市販の風邪薬1日分に含まれているアセトアミノフェン量は900mgです。900mgというのは「新ルルA錠」が9錠です。それを10～20倍飲めば薬剤性肝障害が出ます。つまりルルを90錠飲むということになります。「そんなに飲んだら肝障害は起こるでしょう」と普通に想像できますよね。

② 飲んだ量に関係なく副作用が出る場合

ほかの人は服用しても何も問題ない薬でも、ある人には少量でもかゆみ、発疹、じんま疹、肝機能障害などが出るパターンの肝障害です。

この場合、副作用が出るかどうか事前に予測することは難しいのですが、ほかの薬でアレルギーが出たとか、もともと喘息やじんま疹などいわゆるアレルギー体質の方に出やすい傾向があります。服用をはじめてから数時間といった早い時期の発疹ではじまるなど、反応が急速な場合もあります。

このパターンは事前に予測することは難しいですが、二度と起こさないように工夫することはできます。それが「お薬手帳」です。お薬手帳の活用については後で述べます。

③　ある特定の人にしか副作用が出ない場合

こちらも量とは関係がないですが、薬を代謝する酵素や、薬に対する免疫に個人差がある場合に出る肝障害です。

お酒の強さに個人差があるように、薬の代謝、分解にも個人差があることがわかってきました。薬によっては6か月以上（なかには2年以上）服用を続けた後に肝機能障害が出ることもあります。薬の副作用によって肝障害が生じた場合、気づかずに長期使用すると重症化する場合があるため、注意が必要です。

これについては、肝臓の代謝酵素ＣＹＰに個人差があることがわかってきました。たとえば、ＣＹＰ２Ｃ９という肝臓で解毒を行なう代謝酵素の働きが弱い人には、ある薬の投与量を減らす場合もあるそうです。

弱い人に強い人と同じ量を使えば副作用が出てしまいます。なお、市販の風邪薬では今のところCYPの働きによって個人差があることが証明されていないので、指定された量を飲んでいれば大丈夫です。

――薬剤性肝障害を起こしやすい薬

なお、風邪薬以外でも薬剤性肝障害を起こしやすい薬があります。

- **消炎鎮痛剤（風邪薬・頭痛薬など）**
- **抗がん剤**
- **抗真菌（水虫やカビ）薬**
- **漢方薬**

抗がん剤はがんも殺しますが、元気な細胞も殺してしまいます。解毒酵素は肝臓にあるので、抗がん剤は肝臓にたまります。解毒酵素で無害にしていますが、解毒酵素の量にも限りがあります。あふれた分は直接肝臓の細胞を殺していきます。

抗真菌薬は血液検査で肝機能をチェックしながら使う薬です。私が服薬指導した患者さんの中で、肝機能が下がったので、抗真菌薬を中止した例がありました。

このように処方せん薬なら、薬を渡す時に話を聞いたりできるのでいいのですが、問題は市販薬です。消炎鎮痛剤は、風邪薬や痛み止めをはじめとする市販薬に含まれていますし、漢方薬も市販されています。

みなさんは、風邪薬、痛み止め、漢方薬の3つだけは特に気をつけるようにしてください。

――風邪薬を必要以上に飲むのは薬剤性肝障害への近道

では、このような肝障害を防ぐにはどのようにしたらいいのでしょうか?

まずは、当然のことですが、使用量を守ることです。

1章でご説明しましたが、用法用量というのは動物実験からはじまり、治験をやっていく中で「効果が最大に出て、副作用が最小になる量」として決まったものでした。

したがって風邪薬を必要以上に飲んでも、効果は出ません。効果が出る量は、「決められた量」のことをいうからです。

――「お薬手帳」で悲劇を防ぐ

このような肝障害を防ぐには、お薬手帳を丁寧につけることが大事だと思います。医師に診断してもらったり、薬剤師に相談にのってもらう場合、また、最悪119番に電話をかけるようになった場合、その症状が薬の副作用かどうかを判断するためには情報が必要です。医師や薬剤師は、

- **薬の名前**
- **いつから飲んだか**
- **症状については、どういう症状か**
- **いつから起こったか**

というところまで知りたいのです。そこまでの情報が正確にとれると、これは薬剤性肝障害の可能性があるから早く病院を受診して血液検査をしてもらわないといけな

いな、という判断ができます。肝障害は血液検査をすればすぐわかります。

副作用を疑って診察をはじめるのと、病気を疑って診察をはじめるのとでは判断を誤る可能性があります。「熱がある」という症状しか伝えられなかったとしたら、風邪だと思われて「それでは風邪薬を出しておきましょう」で終わってしまうのです。それがお薬手帳にすべて記載があったら判断が変わります。

「熱がある。12月6日から手帳に書いてある薬を飲んでいる。12月12日になってもまだ熱がある」

この情報を知った上で、医師がとる判断はどうでしょうか？ 手帳に書いてある薬を疑いませんか？ ここに書いてある薬は効かないのか？ それとも副作用なのか？ 確定させるために血液検査をしてみよう。レントゲンを撮ってみよう。薬剤性肝障害だったら、血液検査で出るはずだ、と判断ができます。

一度、副作用が起こった場合、それがどの薬かわからないと、またその薬をうっかり使ってしまい、再度副作用が起こってしまうことがあるのです。しかし、副作用が起こった薬がお薬手帳に記録されていれば、二度と悲劇は起こらないのです。

危険度★

ヨード系ののどスプレーに頼り切る ⬇ 使いすぎるとのどの粘膜を傷め、かえって痛みがとれなくなる

のどが痛い時にシュシュッと使うのどスプレーですが、使いすぎると逆効果になることを知っていましたか？

――のどスプレーには2種類ある

まずはのどスプレー自体について説明しましょう。
のどスプレーには大きく分けて2種類あります。ヨード系とアズレン系です。
ヨード系は「イソジンうがい薬」に含まれている、ポピドンヨードが主成分です。
ヨード系は消毒をしてくれますが、痛みを直接とる効果はありません。
アズレン系はアズレンスルホン酸ナトリウムが主成分です。アズレンはカモミール

を精製して作られています。アズレン系は消炎鎮痛効果が認められているので、痛みを直接とる効果があります（ヨード系のように消毒はしません）。

――ヨード系はのどの粘膜を傷める

ヨード系ののどスプレーでは、ヨウ素そのものが強力な殺菌効果を示します。ヨウ素は強い殺菌作用をもった物質で、ヨウ素が水で溶けた状態でも強力な殺菌効果を示しますし、細菌はもちろん、真菌（カビ）、ウイルスにまで効果があります。そして耐性菌を作らないともいわれています。のどについた菌を除去するには、大きな効果を発揮するわけです。

ところが、一方で、ヨウ素は直接粘膜を刺激する作用があります。そのため、薬として使う場合は、ヨウ素の周りをポピドンという物質でくるみ、粘膜への刺激を弱くして使っているのです。それがポピドンヨードです。こうすれば、粘膜に直接使えるので、のどの消毒、傷口の消毒はもちろん、手術時の消毒にも多用されています。

しかし、いくらポピドンでくるんだとしても、使いすぎると粘膜を刺激してしまいます。そのうえ、のどが痛くなってしまっている状態にヨウ素のような刺激物がかかると、さらに痛くなってしまい逆効果になってしまいます。

しかも、のどスプレーはうがいと違ってそのままのどに残り、粘膜が常に刺激された状態になるため、たちが悪いです。

——ヨウ素中毒

ヨード系ののどスプレーを使いすぎることで起こる副作用を紹介していきます。

ヨウ素は甲状腺にたまります。甲状腺ホルモンを作る時に必ずヨウ素を使うからです。ヨウ素が過剰にあるので、そんなにあるなら甲状腺ホルモンは作らなくていいよね、と合成をストップさせてしまいます。甲状腺機能低下症です。

一方、ヨウ素がある分だけ甲状腺ホルモンを作りすぎてしまうという現象も報告されています。甲状腺機能亢進症です。反対の作用ですが、体質によって出てくる症状が違うため、どちらも報告されています。

「のどぬーるスプレー」を例にして話していきます。「のどぬーるスプレー」では1mLあたり5mgのヨウ素が含まれています。1回2〜3噴射を1日数回使います。数回というのは3回を基準にして、2〜3回か、3〜4回をいいます。1回の噴射量が0・1mLなので、1回3噴射1日3回使うと、4・5mg体内に入ります。

ヨウ素の致死量は2〜4gといわれています（財団法人日本中毒センターより）。致死量にいくには少なくとも4000回噴射することになります。そこまで使いすぎる人はいないと思うのですが、ヨウ素を含んでいるのは薬だけではありません。食事摂取基準でもヨウ素耐用上限量が1日3mgから2・2mgに引き下げられました。それだけヨウ素をとりすぎないようにしている現在、5噴射したら基準値を超えてしまう薬というのは恐ろしくないですか？

――ヨウ素過敏症

ヨウ素過敏症は、使いすぎなくても起こる症状です。アレルギー反応で、薬が当たった部分にかゆみ、発疹、灼熱感が出ます。ここでアナフィラキシーショックを起こすと死亡することがあります。アレルギー反応なので、ヨウ素アレルギーとわかった段階でお薬手帳に記入して今後の悲劇を防ぐようにしてください。

――のどスプレー以外にもヨウ素を含む薬がある！

なお、のどスプレー以外にもヨウ素を含む薬があります。めったに目にしないとは思いますが、アミオダロン塩酸塩（アンカロン、アミオダロンなど）という不整脈の治療に使う薬です。100mg錠でヨウ素37・2mg、50mgでヨウ素18・6mg含まれています。「のどぬーるスプレー」1噴射で0・5mgですから、かなりの量になります。

不整脈の治療でアミオダロンを使う例はよっぽどのことなので、通常あまり目にはしませんが、アミオダロンが必要なほどの症状の場合は、ヨウ素中毒の副作用を恐れている場合ではない状態だということなので、処方されたらきちんと飲んでください。ただ、その場合、のどが痛いからといって、ヨード系のどスプレーを使うのはやめたほうがよいと思います。

市販薬でヨウ素が使われている薬というと、ヨウ化イソプロパミド含有の風邪薬です。ヨウ化イソプロパミドはくしゃみ、鼻水に効果があります。「エスタックイブファイン」「新エスタックイブエース」「ベンザブロックSプラス」はヨウ化イソプロパミドを含んでいます。3種類とも1日量で1・58㎎のヨウ素を含んでいます。これらの薬を飲みながら、風邪でのどが痛いのを早く治そうとしてヨード系のどスプレーを使うのはヨウ素中毒への近道になりますので、使わないことをお勧めします。

結論としては、のどスプレーよりも、うがい薬。

のどスプレーがよければ、アズレン系を選ぶ、ということです。

風邪薬も、ヨウ化イソプロパミドをどうしても使わなければならないほど鼻水の症状が気になる場合は別ですが、それ以外はわざわざ使う薬ではないと思います。

日本人が栄養素として必要なヨウ素の量は、食事で十分すぎるほど足りています。わざわざ耐用上限量を作るのですから、必要な時以外はヨウ素含有の薬は選ばないほうがいいのです。

危険度
★

頻尿に効く漢方薬は気持ちが悪くなりやすい

↓

地黄と呼ばれる成分が胃を刺激して、気持ち悪くなりやすい

外に出かけるとトイレポイントをよく探している人はいませんか？　私もその一人です。

そんな私は朝起きてから仕事に出かけるまでに家で3回、駅で1回、職場で1回排尿を済ませてから仕事に取りかかります。その後は昼休憩に1回、夕方の休憩に1回、仕事終わりに1回、家で3回、夜中に1回行きます。

さてこれが多いのか少ないのか？　日本泌尿器科学会の見解を見てみると、朝起きてから就寝までの排尿回数が8回以上の場合を頻尿といいます。

しかし、1日の排尿回数は人によって様々ですので、一概に1日に何回以上の排尿回数が異常とはいえず、8回以下の排尿回数でも、自身で排尿回数が多いと感じる場合には頻尿といえます。私は計12回排尿をしていますから、頻尿ということになりま

す。夜中の1回は望ましくないですが、それ以外はいたって困っていないので、日中に関してはいたって健康だと思っています。

みなさんはいかがでしたか？　頻尿に当てはまりましたか？

――頻尿の6つの原因

さて、頭が長くなりましたが、こうした頻尿に対する薬は、気持ちが悪くなりやすいという副作用があります。

まず、頻尿の原因から説明します。

頻尿の原因としては、過活動膀胱《かかつどうぼうこう》、残尿、多尿、膀胱炎・尿道炎、がん、心因性の6種類があります。専門用語が出てきたので、説明しますね。

①　過活動膀胱

膀胱に尿が十分にたまっていないのに、膀胱が自分の意思とは関係なく収縮してしまう病気のことをいいます。急に尿がしたくて我慢できなくなるので何度もトイレにいきます。日本では８００万人以上の患者さんがいるといわれています。

加齢による老化現象といわれていますが、原因は不明です。

② 残尿《ざんにょう》

残尿とは排尿後も膀胱に尿がたまる状態といいます。膀胱に尿が残っているので、新規にためられるスペースは少なくなります。そのため、何度もトイレに行くことになります。１回の尿量は少ないです。

基本的には男性に多い症状で、前立腺肥大によって尿道を塞いでしまう結果、尿が残ってしまいます。

女性の場合は下腹部の病気で膀胱から尿道を圧迫してしまうことが考えられます。

残尿の場合は、それぞれ原因があるので、それを特定して手術や薬で治します。

③ 多尿

多尿とは尿の量が多いことをいいます。尿量は通常量で、回数が多くなります。

これは、糖尿病、水分の摂取、尿が出やすくなる利尿薬を使っていることが原因です。利尿薬は高血圧、心不全など循環器の病気に使います。糖尿病と高血圧は生活習慣病ですから、こちらの予防に力を入れてもらえればいいわけです。

④ 膀胱炎・尿道炎

特に女性は膀胱炎にかかりやすいです。かくいう私もかかったことがあります。あれ、超つらいですね。細菌があるとそれを出すために、免疫システムが起動して、痛みや炎症を引き起こす物質が出ます。また、知覚神経自体が活性化されて、免疫細胞を引き寄せます。そのために「痛い」思いをするわけで、かなりつらいのです。

男性は尿道が長いので膀胱まで細菌が上がらず、尿道炎になることが多いです。いずれも細菌を外に出すために水分をとるようにするのが治す近道です。細菌がなくなれば、膀胱炎からくる頻尿からは解放されます。

⑤ がん

がんがあると、尿道を塞いでしまい残尿になってしまうことが考えられます。がんが膀胱の神経を圧迫してしまい、うまく膀胱が働けなくなることも考えられます。がんの特徴は血尿です。

⑥ **心因性**

膀胱や尿道の病気はありませんし、尿量も通常。でも、トイレのことが気になってしまい何回もトイレに行ってしまうことをいいます。

――膀胱炎の市販薬

頻尿の薬は膀胱炎とそれ以外を原因とするもので薬が違ってきます。

平成17年の薬事法改正（平成26年11月に薬事法は「医薬品、医療機器等の品質、有効性及び安全性の確保等に関する法律」と名前が変わっている）によって、それまで膀胱炎の薬として知られていたナリジクス酸やウロナミンといった抗菌作用のある薬が市販で販売できなくなりました。いまだに「ナリジクス酸ください」と買いにくる患者さんがいますが、この機会に覚えておいてください。

今は「腎仙散《じんせんさん》」（第2類医薬品）があります。漢方処方の猪苓湯《ちょれいとう》、五苓散《ごれいさん》、五淋散《ごりんさん》のいいとこどりをして膀胱炎に効果がある薬です。水分代謝を調節する働きがあり、利尿作用が強いです。ここで注意しなくてはならないのが「地黄《じおう》」という生薬成分があるということです。これは後ほど説明をいたします。

――膀胱炎以外の頻尿に効く「ハルンケア」

膀胱炎以外の頻尿では、「ハルンケア」という薬がこの分野のパイオニアです。軽い尿漏れ、残尿感、尿が出渋る状態、頻尿に効果があります。

ハルンケアは漢方処方の「八味地黄丸《はちみじおうがん》」を高齢者でも飲みやすい内服薬とゼリーにしているものです。

なお、「ハルンケア」は「八味地黄丸」を飲みやすくしたものですから、「ハルンケア」でなくても、クラシエやツムラの漢方の「八味地黄丸」でも構いません。

「八味地黄丸」は、年を重ねるとありがちな、

・何かよくわからないけど疲れる

・何かよくわからないけど手足が冷える
という基本的な症状にがっつり効きます。その上で、水分代謝を改善するための生薬成分をのせています。疲れる、冷えるに効くのが地黄という生薬成分なのです。とにかく地黄がポイントです。

他にも「八味地黄丸」をベースにした薬が多種販売されています。とりあえず「八味地黄丸」と「ハルンケア」は、頻尿の薬の基本になります。

――地黄が胃を刺激する

「腎仙散」も「ハルンケア」も、肝になるのは「地黄」という成分です。

しかし、一方で、地黄は胃を刺激する効果があります。

胃腸が弱く、食欲不振や吐き気、嘔吐や下痢などを起こしやすい人は、慎重に用いるようにしてください。ハルンケアには、自分に合うかどうかを試せるよう「2本入り」が用意されていますので、それでチェックすることができます。

――漢方以外で頻尿に効く薬

なお、漢方処方以外では「レディガードコーワ錠」（指定第2類医薬品）が画期的な薬です。名前の通り女性専用です。

この薬は、「フラボキサート塩酸塩」という今まで処方せん薬として使われていた成分を使っています。膀胱の筋肉をゆるめて膀胱の容量を大きくする働きがありますので、自分の意思とは無関係に膀胱を収縮してしまい、トイレにすぐ行きたくなるという症状に効果的です。なお、膀胱の筋肉を緩めすぎないので、排尿力は残してあります。この薬も気持ち悪くなったり、胃がもたれたりしやすい薬です。

結論からいうと、頻尿の薬は「気持ち悪くなる」可能性が高いので、まずは試してみることです。ただほとんどは軽い症状なので、「お試し」をすれば合う薬はあると思います。

危険度★

入れ歯を使っているのに血圧の薬を使う
↓
一部の血圧の薬は歯茎を傷める副作用があるので、入れ歯が合わなくなる

「口内炎の薬をください」

ここからはじまった、ある患者さんとの出会い。一度は口内炎の薬を販売させていただきましたが、その後、また薬を買いにきました。

「口内炎の薬をください」

まだ治らないのかなぁと思いつつ、またいつもの薬を販売しました。

何週間か後、

「口内炎の薬をください」

いい加減治らないのかなぁと思ったので、さすがに質問しました。

「いつからそういう症状なのですか?」

すると、

「ずっとよ。なんか入れ歯が合わなくて痛くて、それで口内炎の薬を塗ってるのよ……」

そこでひとつの答えが出ました。もしかして血圧の薬の副作用なのではないか？

そう確信したので質問しました。

「ひょっとして血圧の薬を飲んでいませんか？」

そしたら、「そうよ」と答えるではありませんか!!　そうです。血圧の薬で入れ歯が合わなくなるあの副作用！

「今はつらいでしょうからいつもの薬をお渡ししておきます。血圧の薬を出している先生に歯茎が腫れて入れ歯が合わないことを話すようにしてくださいね」

そして、その患者さんがまたやってきました。血圧の薬を変更したら歯茎の腫れが治まったそうです。私ももっと早く気づけばよかったのですが、まだまだ修行が足りませんね。

——血圧の薬で歯茎が腫れる

血圧の薬といっても色々な種類があります。効く場所は薬によって違いがあり、より強力により副作用が少なくなるように組み合わせて使うことがあります。

日本で一番使われている薬が、ジヒドロピリジン系といわれている血圧の薬です。カルシウムイオンが血管の筋肉内に入らなくする働きがあります。そうすると血管の筋肉がゆるんで血管が広がり、血圧を下げることができるのです。作用は強力です。

これ以外にも、血圧の薬は、色々なメーカーがこぞって作ったので、覚えきれないほどの種類の薬があります。

そのなかでも、歯茎が腫れる可能性がある薬には、次のようなものがあります。

ニフェジピン（アダラート他）、シルニジピン（アテレック他）
アムロジピン（アムロジン、ノルバスク他）
マニジピン（カルスロット他）、ニルバジピン（ニバジール他）

アゼルニジピン（カルブロック他）、ベニジピン（コニール他）
ニトレンジピン（バイロテンシン他）、エホニジピン（ランデル他）
ニカルジピン（ペルジピン他）、ニソルジピン（バイミカード他）

この中にあなたが使っている薬はありますか？　気がついていないだけでひょっとして歯茎が腫れていませんか？

これ以外にも配合剤として含まれているものがあります。

アムロジピン配合：ユニシア、エックスフォージ、ミカムロ、アイミクス、ザクラス
アゼルニジピン配合：レザルタス
シルニジピン配合：アテディオ

――歯茎が腫れない血圧の薬とは

さて、ジヒドロピリジン系以外の血圧の薬は歯茎が腫れる副作用はありません。したがって、入れ歯を使っている方は、それを医師に伝え、薬を選んでもらうとよいでしょう。

こちらも色々な薬があるのですが、アンギオテンシンという血圧上昇ホルモンが働かないようにする薬がよく使われています。血圧上昇ホルモンが働かなくなるので、血圧が下がったことで反射的に上がるように脳が命令したとしても、上げるホルモンがないので、血圧が下がるという薬です。とても使いやすい薬であり、これもメーカーがこぞって作ったのでとても種類が多いです。

選択肢は多いので、安心して使える薬にしてもらえると思います。

危険度
★★

病院でもらったシップが余ったので人にあげる
↓
赤く腫れる被害が多数報告される理由

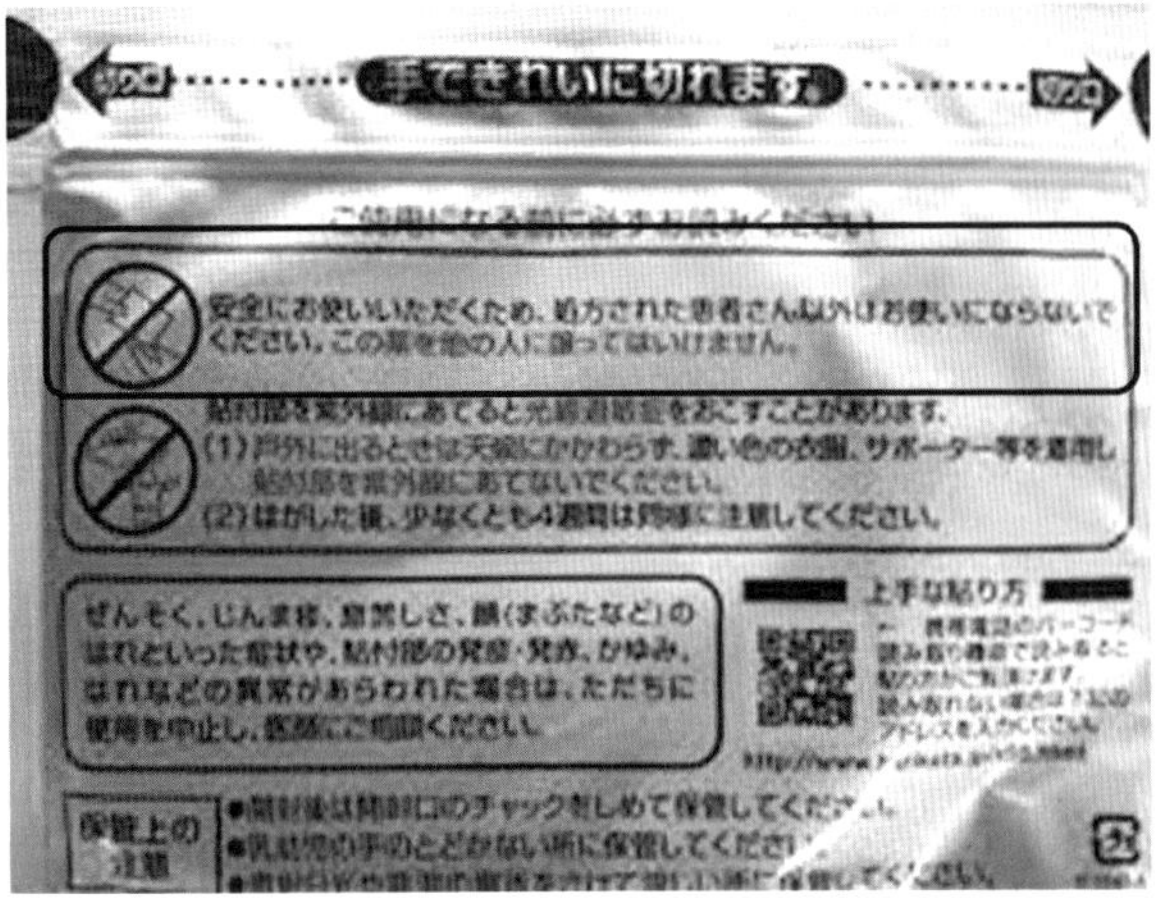

「ほら〜、私のシップよく効くから〜、あなたも使ってみたら？」と友達にシップをあげていませんか？

特に、運動系のクラブやサークルに入っている場合、突然の友人の事故でつい、持っている湿布を勧めたくなるかもしれません。

いけませんよ！

上の写真は「モーラステープ」という薬の袋の裏面です。あまりにも人からもらった薬で被害が出ていたため、メーカーとしても書かなくてはならなくなった注意書きがあるのです。大事なことなのでこの注意書きを復唱させていただきます。

「安全にお使いいただくため、処方された患者さん以外はお使いにならないでください。この薬を他の人に譲ってはいけません」

――知らずに使うと「光線過敏症」になる

せっかく薬の袋の裏面を読んだので、引き続き読んでいきますね。

「貼付部を紫外線にあてると光線過敏症を起こすことがあります。

(1) 戸外に出る時は天候にかかわらず、濃い色の衣服、サポーター等を着用し貼付部を紫外線にあてないでください

(2) はがした後、少なくとも4週間は同様に注意してください」

光線過敏症とはどんな症状か？　百聞は一見にしかず！　108ページ写真をご覧ください。

皮膚が赤くなったり、腫れてしまったりします。

日本ではモーラステープに代表されるケトプロフェン外用剤がよく使われています。２００９年の出荷量ですが、ゲル剤で約７５００kg、パップ剤で約6億６０００万枚、ローション剤で約７万４０００kg、クリーム剤で約１万６０００kg、テープ剤で約24億枚です。

ゲルは透明なゼリー、パップは白くて水分を含んでいて厚い貼り薬、ローションは液体、クリームは白い塗り薬、テープは主に肌色で水分を含んでいなくて薄い貼り薬です（貼り薬＝シップだと思っているそこのあなた！　パップとテープがあるんですよ！）。

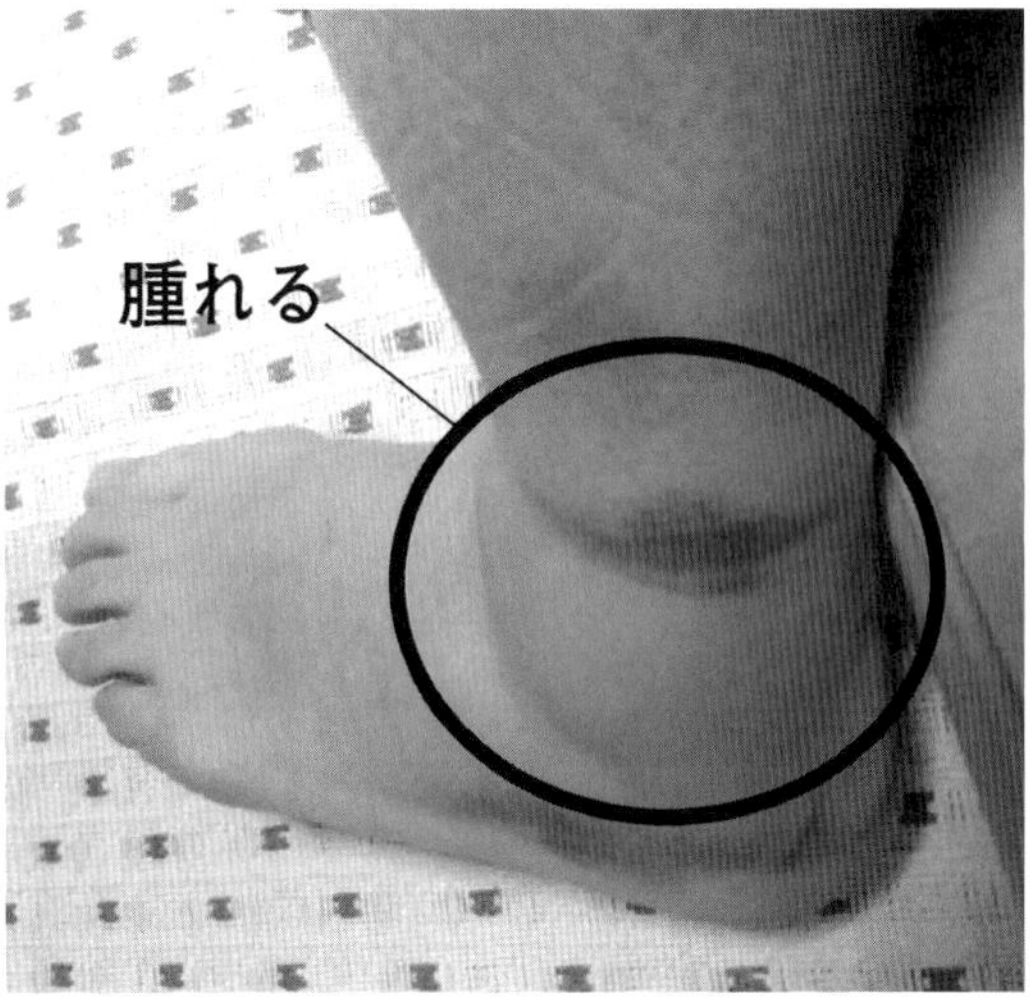

話を戻して、パップで6億枚と、テープで24億枚も出荷されている超メジャー薬です。しかし、発売から２０１０年5月までの通算で光線過敏症が起こったのは２０２8例あります。

――友達にあげると必要なことが伝えられない！

モーラステープをはじめ病院で処方された薬はあなたのために処方されたものですから、他人に譲ってはいけません。市販薬とは違うのです。

友達はあなたに何と言ってその湿布を渡してくれますか？

「安全にお使いいただくため、処方された患者さん以外はお使いにならないでください。この薬を他の人に譲ってはいけません」

なんて言いますか？　言っている時点で、「他の人に譲ってはいけないんだ」と気づいて薬を引っ込めるでしょう。

「腰が痛いの？　それなら私がもらっているシップがすごくよく効くから使ってみたら？」

とだけ言って渡しておしまいなのではないですか？

薬剤師から患者さんへ薬を渡す時は注意事項を説明します。まさに「安全にお使いいただくため、処方された患者さん以外はお使いにならないでください」とか、「貼付部を紫外線にあてると光線過敏症を起こすことがあります」ということを説明するわけです。

長いこと薬剤師をやっていると、このフレーズがすらすら出てきますが、あなたの友達はこの大事な注意事項を説明してくれません。だから大事な注意事項を知らずに貼ってしまい、シップの形に赤く腫れるんです。それでびっくりしてこの薬は副作用が出たと大騒ぎするのです。ただ赤く腫れるだけなら薬を中止して日光を遮り、ステロイド薬を塗れば何とかなります。しかし、ひどくなると、大やけど状態になってしまい手術が必要になってしまいます。

友達からもらった薬で起こった副作用は誰も救済してくれません。メーカーも、厚生労働省も、薬を渡した友達も……。それでも友達に薬を渡したいですか？　そして、友達からもらった薬を使いたいですか？

4章

この飲み方では効きません

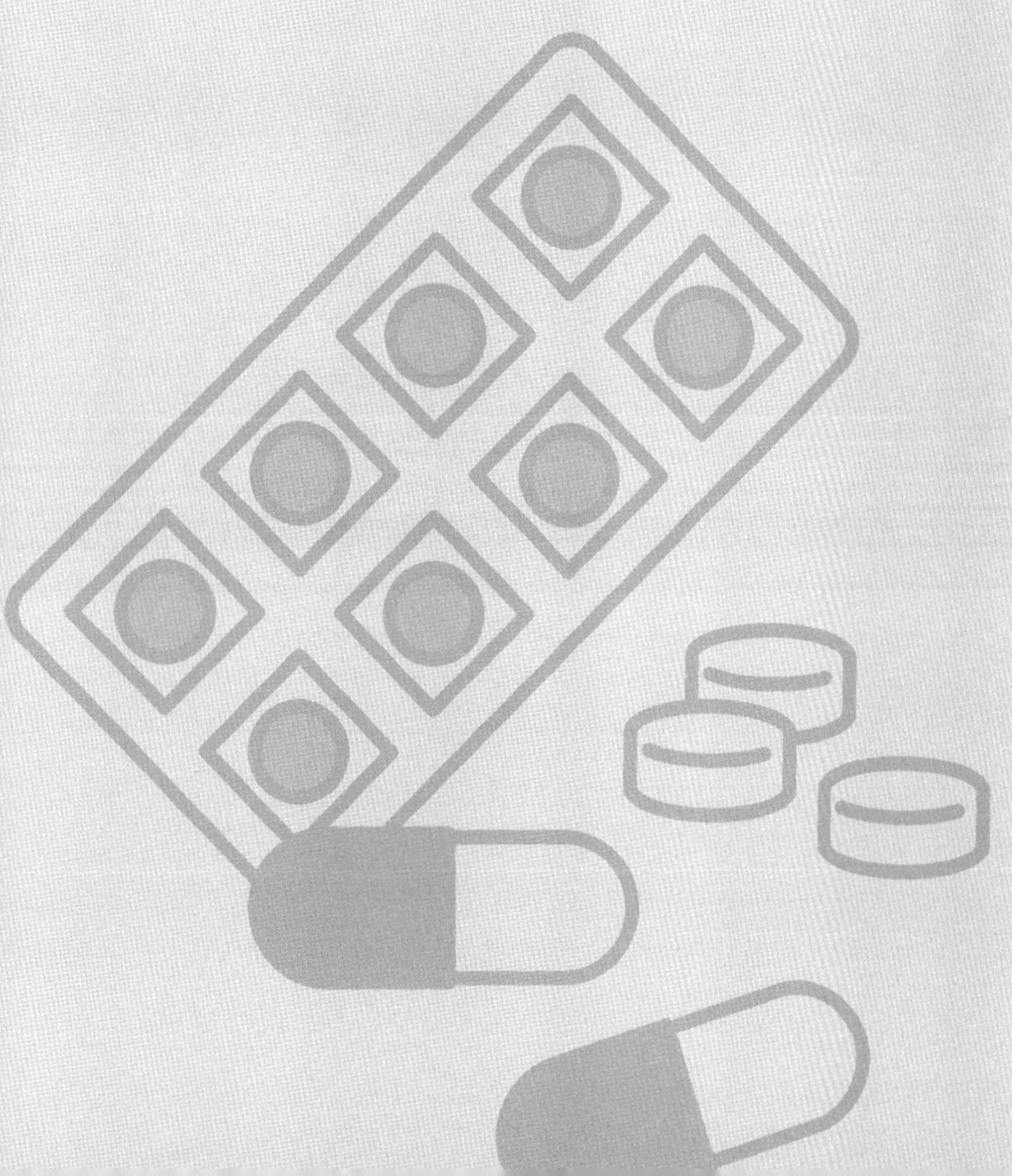

危険度
★

病院でもらった風邪薬をとっておいて次に風邪をひいた時に使う
↓
薬には消費期限がある

「ねぇ、病院でもらった薬なんだけど、余った分は次に風邪をひいた時にとっておいていいかしら？」

この質問をよくされます。「ダメよ〜ダメダメ」です（笑）。

もちろん医師に指示をされた場合は別ですが、特に指示がない時は、その時その症状に合わせて処方された薬なので、次回には回せません。次回も同じ症状とは限りませんからね。

――病院でもらう薬には期限が書いてない！

そもそも病院でもらった薬の消費期限はどこに書いてあるのでしょうか。処方せん薬の飲み薬は、外箱を開けて中の個別に包装されたものを渡しているので期限が書いてありませんが、外箱には期限と製造番号が書いてあります。薬剤師はそれを見て薬を渡しています。

しかし、薬は、医師から指示された日数分だけ持てばいいわけなので、期限ぎりぎりの薬を渡される可能性もあるわけです。

たとえば、12月11日から5日分の処方だとしましょう。この場合、薬剤師や医師は、12月16日まで使える薬なら出していいのです。実際には、薬は食品と違って年と月までしか期限は書いていないので、12月期限のものは12月31日まで使えます。したがって、12月期限のものは渡していいのです。

そんなふうに渡された薬を、来月また風邪をひいたからといって飲んでしまっていいのでしょうか。その薬が12月31日で期限が切れている可能性だってあるのです。食品の期限切れに注意しているあなたのような方が、薬の期限切れに注意しなくていいのですか？

もっと期限の長い薬を出しなさいよ！と言われそうなので、お答えしておきます。先ほどお話ししましたが、処方せん薬はその時その症状に合わせて出された薬です。その時その症状が治まるのが5日分だろうと医師が判断して5日分の薬を出すわけです。治ればその薬の役目は終わりなのです。役目の終わった薬について期限がどうとかいうこと自体が筋違いなのです。

特に子どもの場合は注意が必要です。大人は用量が変わることはあまりないのですが、小児は体がすぐ大きくなるので用量調整が必要です。前にとっておいた風邪薬を飲んでも、今の大きさには合っていない量を飲むことになって意味がなくなります。

――市販薬が使えない人の場合は？

とはいえ、処方せん薬を常備する必要がある患者さんもいます。

たとえば、安易に市販の風邪薬が使えない患者さんがいます。そのため処方せん薬を常備しておいて、風邪をひいたら飲みます。そういう患者さんは医師の指示を受けているはずです。薬剤師のほうでも、定期処方（血圧の薬や糖尿病薬など毎日飲まないといけない薬）と一緒に毎回風邪処方もある患者さんは常備が必要な患者さん、定期処方と一緒に一時的に風邪処方が出ると今回だけの患者さん、と判断しています。

次に市販の風邪薬が使えない人を列挙しておきます。自分に当てはまる場合は、注意してください。

〈安易に市販の風邪薬が使えない患者さんの例〉

- 前立腺肥大症や、過活動膀胱など、排尿トラブルのある人
- 緑内障の人
- 肝臓病の人
- 腎臓病の人
- 全身性エリテマトーデスの人（自分で自分の細胞を壊してしまう病気）
- 混合性結合組織病の人（自分で自分の細胞を壊してしまう病気）
- 胃潰瘍・十二指腸潰瘍の診断を受けたことがある人
- 潰瘍性大腸炎の診断を受けたことがある人

・クローン病の診断を受けたことがある人（小腸や大腸に潰瘍ができる病気）
・ワーファリンを飲んでいる人
・セレギリン塩酸塩（エフピー他）を飲んでいる人

市販の風邪薬は色々な成分を配合してあるので、安易に使うとどれかが引っかかってしまうことが多いのです。

たとえば、排尿トラブル・緑内障のある人は鼻水止めが使えません。そういう時は医師から「まだ状態は悪くなっていないので、市販の風邪薬を使っていい」「市販の風邪薬が使えないので、今回処方する薬を使っておきなさい」など指導を受けると思います。その時はその指示に従ってください。

また、肝臓病や腎臓病、胃潰瘍や十二指腸潰瘍の人には、消炎鎮痛剤が使えませんので注意が必要です。

危険度
★

風邪薬には飲むべきタイミングがある ↓ 症状が変わったら効く薬も変わる

一言で風邪といっても、色々な症状があります。「あなたはどこから？」というテレビＣＭもありますが、あなたはどんな症状からはじまりますか？　鼻から？　のどから？　熱から？

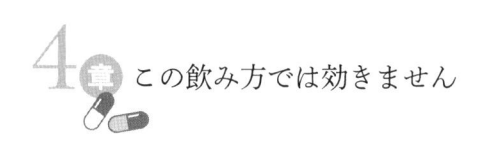

――風邪の症状には順番がある

風邪はあなたの弱い部分から症状が出てきます。私はのどですが、あなたは鼻かもしれません。どちらにせよ、この時、まだ風邪ウイルスは表面にいます。表面にいる間に体は鼻水を流し、のどを腫らして闘っているのです。

しかし、時がたつと、その症状は変わっていきます。のど→熱かもしれませんし、のど→鼻かもしれません。鼻→のどかもしれませんし、鼻→熱かもしれません。

実は「二番目に起こる症状」があなたの風邪でのメインの症状ということになります。ちなみに私はのど→鼻と進みます。のど痛は経過が早いので薬を使わず、鼻水に移行したら、鼻水の薬を使っています。

メインの症状を5日ほど過ごすと、ほぼ治るのですが、まれに違う症状が出ることがあります。咳が出る人もいれば鼻水が続く人もいます。これはもはや風邪ではありません。

具体的には、次のようなケースが疑われます。

①　風邪の症状で体力が落ちている時にかかってしまった細菌感染
②　体力が落ちている時に、現われてしまったアレルギー性鼻炎
③　どんどん気道の奥まで進んでいって気管支炎
④　薬の副作用

ちなみに、私は、細菌感染と気管支炎の両方が3番目に現われます。ここまできたらおとなしく病院を受診します。

――風邪薬は、1番目と2番目に現われる症状に合わせて飲む

話は戻りますが、風邪薬はこうした色々な症状に効くように、様々な成分を組み合わせています。だから、「風邪薬」といっても、得意分野、不得意分野というのがあります。したがって、1番目と2番目に現われる症状によって、薬を使い分けるとよいでしょう。

はじめにのどが痛くてのど痛に高い効果のある薬を使ったとしても、のど痛が治ればもはやいらない薬。次の症状に合わせた薬を使ったほうがいいです。

『傷寒論《しょうかんろん》』という漢方の本によると、病気は刻々と変わっていくので、それに合わせた薬を使うということが書かれています。

傷寒というのは急性で熱のある病気という意味で、今でいう風邪やインフルエンザ、腸チフス、マラリア感染症などをすべてひっくるめたものです。

この考え方により、漢方では、同じ風邪でも初期段階とそうでない場合では異なる処方（治療法）が用意されています。

たとえば、風邪の初期段階では寒気や関節痛、頭痛の症状が出ます。病気が表にあると考えて、汗で発散させようとします。これが有名な葛根湯です。

しかし、初期段階を過ぎた途中段階では、熱が持続します。悪寒がして、手足が冷たくなり食欲もなくなります。最終段階では意識朦朧としてきます。

当然、それぞれの段階で薬が違います。初期段階で葛根湯を使うのはいいのですが、熱が持続しはじめた時に葛根湯を使うのは効果がありません。小柴胡湯《しょうさいことう》や桂枝湯《けいしとう》を使いましょう。

危険度
★

胃薬ならどれでも同じ
↓
大きく3パターンがあるので、間違った薬では効果は出ない

お盆と正月は特に暴飲暴食しやすい季節です。かくいう私も、お盆と正月は親せき一同が集まって、よく食べていました。薬局の仲間ともよく「飲ミュニケーション」を図っています。残念ながら私はアルコールが飲める体質ではないので、食べ過ぎで胃がもたれないよう、集まりの前には胃薬で完全武装をしています（私が個人的に武装しているアイテムについては後ほどこっそり紹介しますね）。

さて、胃薬の違いを理解するために、まずは、基本のキ、胃について押さえておきたいと思います。

──胃って何をしているの？

胃は、口から食道を通って入ってきた食物が蓄えられる袋のような臓器です。空腹の時は細長くしぼんでいますが、満腹時には大きくふくらんで食べ物や飲み物を1・5〜2・5リットルもため込むことができます。胃の壁は3層に分かれていて、食べ物が触れる面からいうと、粘膜層・筋層・しょう膜層があります。

胃の働きは大きく分けて3つあります。

① 摂取した食物をとりあえず蓄える
② 胃酸とたんぱく質分解酵素を出す
③ どろどろの状態になった食べ物をゆっくりと蠕動運動で十二指腸に送る

この中で②についてもう少し詳しく説明します。

胃に食べ物が入ると、胃の粘膜層から胃酸とたんぱく分解酵素が出ます。胃酸の働きは食べ物を殺菌することと、たんぱく分解酵素を活性化させることとです。

しかし、たんぱく分解酵素を活性化された状態で出してしまうと、自身のたんぱく質ごと胃壁を溶かしてしまいます。したがって、たんぱく質を分解しない状態で出して、胃酸と出会った時はじめてたんぱく質を分解できる状態にしたいのです。そこで、粘膜層から粘液を大量に出して、胃壁と食べ物の間に大きな隔たりを作っているのです。この隔たりのおかげで胃壁が直接消化酵素で分解されるのを防ぎつつ、食べ物のたんぱく質を分解して消化できるのですね。

ポイントは消化酵素、胃酸、粘液です。

また、蠕動運動も大事な胃の働きです。波打つように、なめらかに筋肉が動きます。食物をこね回し、胃液をよく混ぜ合わせて、食物をどろどろの状態（粥状）にすることができます。

――胃薬は3つの種類に分かれる

「胃がおかしい」というときは、今まで話してきたいずれかの段階がうまくいっていない、ということです。そのため、それぞれの段階に応じて胃薬も作られています。

代表例を挙げると、次のようなものになります。

- **蠕動運動を活発にさせる薬**
- **消化しやすくする薬（消化酵素）**
- **胃酸を抑える薬、粘液を増やす薬（守りの薬）**

具体的には、次のような薬があります。

◎蠕動運動を活発にさせる薬

・タナベ胃腸薬「調律」

胃の蠕動運動をイキイキと動かしてくれる成分、「トリメブチンマレイン酸塩」が含まれています。

・「大正漢方胃腸薬」
弱った胃を動かす延胡索《えんごさく》という生薬が含まれています。

普段は何ともないのに、あるきっかけで胃の動きが悪くなってしまった時はタナベ胃腸薬「調律」を勧めています。普段も弱っている上に、胃の動きがさらに悪くなってしまった時は大正漢方胃腸薬を勧めています。

◎消化しやすくする薬

・「第一三共胃腸薬」
高峰譲吉が開発した「タカジアスターゼ」という消化酵素が含まれています。消化酵素の原点といえる薬です。

・「ビオフェルミン健胃消化薬錠」
2種類の消化酵素が含まれている薬が多い中、3種類の消化酵素が入っているのが珍しい。

・「ハイウルソ」

消化酵素が2種類と、肝機能を助ける成分が入っています。

◎守りの薬

・「ガスター10」

胃酸そのものを抑えることで、傷ついた胃を治してくれます。

・「セルベール」

粘液を増やす「テプレノン」が含まれています。胃が弱っている人は1週間以上飲んでほしい薬。

一般的には、こうした薬の中から、この症状に対しては消化を助けるのか？胃を守るのか？という観点で薬を選ぶことが多いのですが、この2つに加えて私は蠕動運動するのか？という観点も考えています。

要は、胃の中に食べ物があれば消化させればよくて、胃の痛みがあれば守ればいい。

ここに蠕動運動をさせていいのかいけないのか?を考えるのです。

少し例を挙げて見てみましょう。

――食べすぎた時には消化酵素と蠕動運動

食べすぎた時は胃の中にある大量の食べ物を消化して、十二指腸に送ってあげなければなりません。

しかし、自前の消化酵素と胃酸をどんどん出しても、間に合わないことがあります。そんな時は薬で消化酵素を入れます。

また、このような時は、蠕動運動を薬で活発にしておくことで食べ物を十二指腸に送りやすくなります。

一方、胃酸を抑える薬を使うと、消化酵素の働きを抑えるので、まったく意味がなくなります。

——食べてもいないのに胃が痛む時は胃酸ストップと粘液

食べてもいないのに、胃が痛む時があります。

ストレスなどで胃酸と粘液を出すバランスが崩れます。相対的に粘液よりも胃酸の力が強くなると、胃壁を傷つけていきます。そうすると胃の痛みを感じます。

こんな時は胃酸を抑える薬と粘液を出す薬を使ってバランスを元に戻していきます。

ここで消化酵素を外から入れると、さらに自身の胃壁を消化していき、状況はひどくなります。

——胃もたれには粘液と蠕動運動

食後、数時間たってもお腹がいっぱいに感じるのは胃の中の消化が進んでいないためと思われます。健康な胃の場合、胃の中の食べ物は2～3時間で消化されます。

しかし、加齢とともに、胃も歳をとります。繰り返す胃もたれなどの不快症状は、加齢や体調によって胃の働きが低下しているために起こります。

このような時には、胃の粘膜を守る粘液の分泌が少なくなります。また、食べ物を消化するのに必要な蠕動運動も弱ってしまうため、食べたものが消化されず、なかなか十二指腸へ送られないので、胃もたれなどを感じるのです。したがって、薬で粘液を増やしてあげて、蠕動運動をよくしていけばいいのです。

ここで胃酸を抑える薬を飲んでしまうと、まったく消化が進みません。

――完全武装の技、こっそり紹介します

最後に、冒頭でお話しした、「飲み会前の胃薬の完全武装」についてお話しします。消化酵素の薬は食べる直前に飲んでおいて、食べ物が入ってもOKな状態にしておきたいのです。また、脂肪を分解する肝臓も意識しておきます。

具体的には、「ハイウルソ」と「新ヘパリーゼプラス」の両方を食べる直前に飲んでいます。

また、「ハイチオールC」は、解毒酵素の成分であるL‐システインが入っている

ので、飲む前の武装として効果的です。

なお、「ハイウルソ」は顆粒、「新ヘパリーゼプラス」は錠剤です。今はコンビニなどで液体のドリンク剤も売られていますが、液体のドリンク剤は味をよくしようと色々加えているので、水で飲む薬のほうが個人的には好みです。

危険度
★

朝ごはんを食べないので朝食後の薬を飲まない

朝という時間にポイントがある薬なら、朝ごはんを食べなくても薬は飲んだほうがいい

――現代は1日3食が基本

平安貴族は1日2食でした。午前7時から11時まで仕事。11時頃と4時頃が食事。それ以降は優雅に遊んでいたそうです。貴族は肉体労働をしないので、1日2食とれば十分でした。そして月日が流れて江戸時代では農民の間で1日3食とるものが出てきました。それだけ江戸時代の農民はハードワークだったのでしょう。武士は1日2回でした。

明治時代に産業革命が起こって労働強化が行なわれ、1日3食とるようになりました。ハードワークを乗り切るためには1日3食がベストであると先人たちは考えたようです。

そして現代も1日3食とることが基本になっています。それを踏まえて薬も1日3食とることを前提に服用方法を決めています。

——朝食後の薬に隠された4つの意図

しかし、多様な働き方がある現在、「朝昼晩の1日3回食後に服用してください」という指示には、異論を持つ人もいるでしょう。

「私は起きるのは昼だから、朝の食事の後なんてムリ」

などなど。

一番多いのは、

「いつも朝ご飯は食べない習慣なのだけど、ご飯なしで飲んでもいい?」

というものです。

確かに、最近は、朝食抜きの方も多いですよね。

では、どうしたらいいかというと、実は飲んでいる薬の成分にもよるのです。

この「朝食後に服用」と使用上の注意にある理由は、次の4つのパターンがあります。

①朝という時間帯に飲んでほしい＋食後なら飲み忘れが少ない
②1日1回だったらいつでもいいけど、朝なら飲み忘れが少ない＋食後なら飲み忘れが少ない
③朝という時間帯に飲んでほしい＋食事の影響を受けるので食後に飲んでほしい
④1日1回だったらいつでもいいけど朝なら飲み忘れが少ない＋食事の影響を受けるので食後に飲んでほしい

順に見てみましょう。

①　朝という時間帯に飲んでほしい＋食後なら飲み忘れが少ない

①の場合、朝という時間にポイントのある薬です。したがって、食事をとらなくて

も、朝、薬を飲まないといけません。

特に血圧の薬は服用する時間がポイントになります。

血圧手帳を持っている方はわかると思うのですが、血圧を書く欄は1日2回、朝と夜があります。朝は起きてトイレを済ませた後に測ります。夜は寝る前に測ります。医師は血圧手帳の数字を見て、飲む薬を決めます。

朝は血圧が急激に上がるケースが多く心臓病や脳卒中が起こりやすくなります。医師は血圧手帳を見て、朝のうちに薬を飲んでおいて血圧を下げておけばいい、朝になって急激に上がらないためには夜のうちから薬を飲んでおくことが必要だ、などと判断しています。そして決められた時間が朝なら、食事をとろうがとらなかろうが朝に飲まないと効果がないのです。

利尿薬も朝という時間にポイントがあります。夜中にトイレに行かないように、できるだけ早い時間帯に飲まないといけません。遅くても昼までに飲まないと、夜中にトイレに行きたくなります。

② 1日1回だったらいつでもいいけど、朝なら飲み忘れが少ない＋食後なら飲み忘れが少ない

この場合は、基本的にはいつ飲んでもいいけど、飲み忘れのないようにしてくださ い、ということになります。

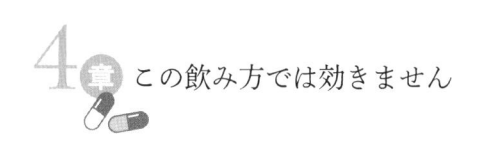

したがって、時間を決めて24時間ごとに飲めばいいのです。

③ 朝という時間帯に飲んでほしい＋食事の影響を受けるので食後に飲んでほしい

この場合、「私、朝ごはん食べないのよね」と言わず、何でもいいから胃の中に入れて薬を飲まないといけません。

このケースには、糖尿病薬が当てはまります。糖尿病薬は今食べた食事にどう影響させるか?を考えて処方されています。薬の作用時間から考えてわざと食前にしたりするくらいです。朝なら朝ごはんに影響を及ぼしたいから朝なのです。食後にするのは、薬の作用時間からして、ちょうど、その食事に影響を与えられると判断してわざと食後にしてあるのです。

薬によっては胃に負担があるため食後にする場合もあります。代表的なのがステロイド薬です。ステロイド薬は胃腸障害の副作用が多い薬であり、「ステロイド潰瘍」という言葉すらできあがっています。ステロイド薬には、胃の血流量を悪くする、胃粘膜の分泌を抑えるなど、様々な効果があるため、使い方によっては胃を悪くします。そこで、胃の負担を抑えるために食後で使うのです。

また、ステロイドホルモンは体内リズムに合わせ増減します。具体的には、朝に多く夜に少なくなります。ステロイド薬も、そのリズムに合わせて入れたほうが、副作用が少なくなります。

したがって、ステロイド薬は何でもいいから胃に食べ物を入れて朝のうちに薬を飲まないといけないのです。

④　1日1回だったらいつでもいいけど朝なら飲み忘れが少ない＋食事の影響を受けるので食後に飲んでほしい

この場合は、昼食後か夕食後に回すことが可能です。

この例では水虫の治療薬で有名な「ラミシール」があります（「ラミシール」の塗り薬は市販でもありますが、今回は処方せん薬の錠剤についてです。なお、塗り薬は1日1回なら、いつでも使えます）。

ラミシールの錠剤については、空腹時に飲んだ場合と食後に飲んだ場合で血中濃度がどうなるのかというデータが添付文書に書いてあります。実験の結果を見ると、食後に飲んだほうが1・5倍も血中濃度が高くなることがわかります。つまり、それだけ効果が高くなるということです。したがって、空腹時に飲んだら意味がなくなるので、朝ごはんが食べられなかったのなら、昼食後でも夕食後でもいいから食後に飲まないといけません。

違う例も出しておきます。

中性脂肪が高い人に使う薬で「ロトリガ」という薬があります。2013年に発売されたので比較的新しい薬ですが、成分はいたっておなじみのもの。普段食卓に並んでいるあの食材からとれるのですが……わかりますか？　そう、青魚に含まれているDHA&EPAです。ロトリガは、この2種類の成分を、タケダの製剤技術で純度を高めて量を多く含ませた薬です。

この薬は、1回2gを1日1回食事の直後に飲みます。油を2gを飲むというのは、女性の口にはおさまらない量です。2〜3回に分けて飲むので、お腹がいっぱいになるのですが、だからといって空腹時に飲むと意味がなくなります。

DHA&EPAは油です。食事をとると油の吸収に必要な消化酵素が出ます。この消化酵素で消化されないと体の中に吸収できないのです。空腹時に飲むと消化酵素がうまく出ないので、吸収できずそのまま腸の中を通過してしまいます。これでは意味がありません。また、油を大量にとると気持ち悪くなりますが、食事でクッションさせると気持ち悪くなりません。

5章

この飲み方では死ぬ可能性もあります

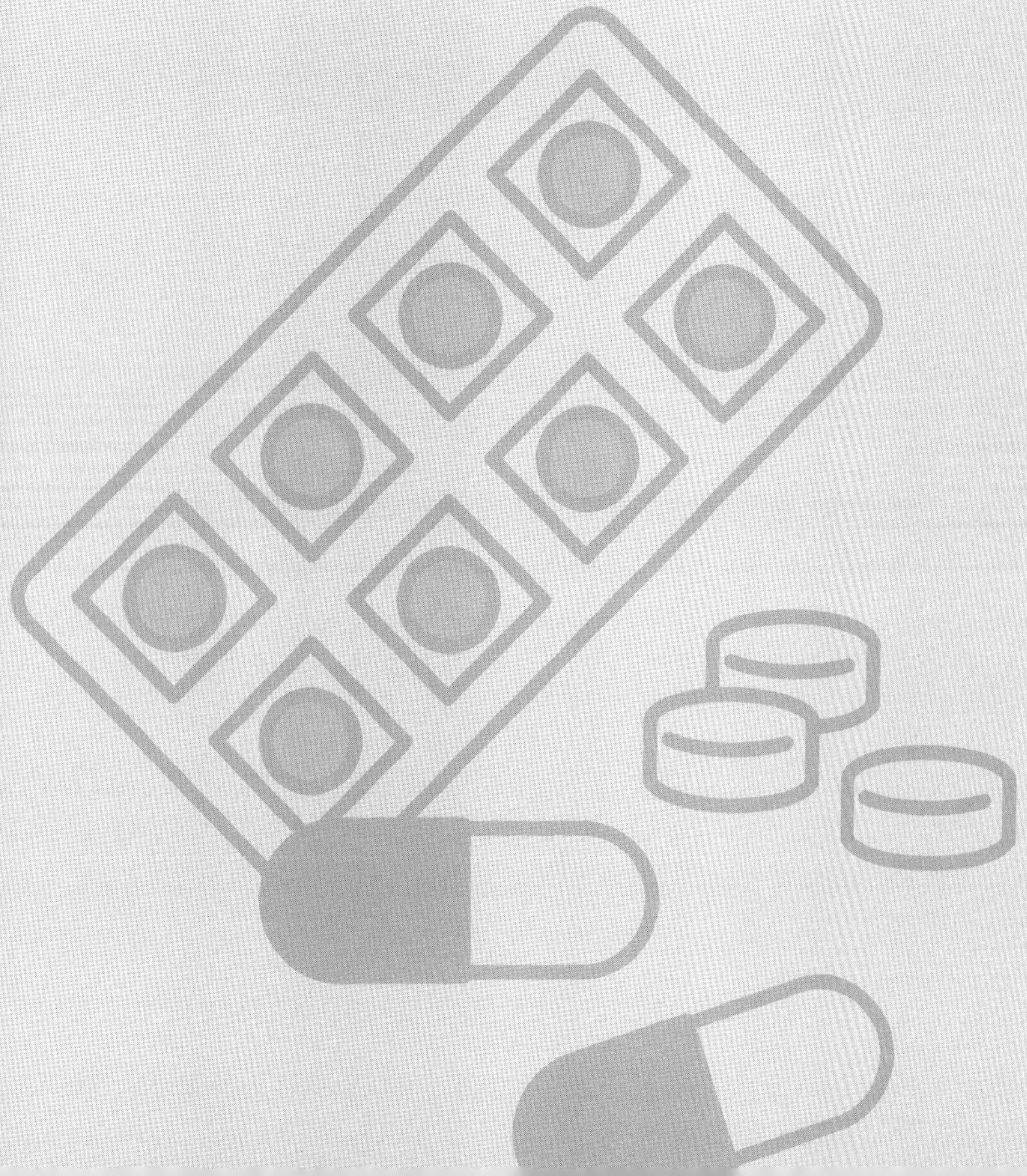

危険度
★★

抗生物質を飲むのを途中でやめる
↓
生き残った菌が異常繁殖したら、その抗生物質は効かなくなる

病院でよく出される抗生物質ですが、「もう治ったからいいや」と途中で飲むのをやめていませんか？

抗生物質は、出された日数使えば、菌がなくなるということを想定して出している薬です。まだ菌がいるうちに飲むのをやめると、一時的に症状は治まるかもしれませんが、その後、異常繁殖する恐れもあります。しかも、その抗生物質への耐性がついていますから、その抗生物質どころか、その抗生物質と同じグループの薬も使えなくなるので、使える薬が約3分の1なくなるのです。

――抗生物質とは

さて、抗生物質は病院でもおなじみの言葉ですが、この抗生物質とは何なのでしょうか?

小学館の国語辞典で調べると次のように書いてあります。

「カビや放線菌《ほうせんきん》等の微生物によって作られ、他の微生物や生細胞の発育を阻害する有機物質。１９４１年、ペニシリンの治療効果が確認されて以来、数多くのものが発見され、医薬品などに用いられている。ストレプトマイシン、カナマイシン、テトラサイクリン、エリスロマイシンなど。抗菌性物質。抗生剤」

はじめは「微生物の産生する抗菌性物質」として考えられていたものですが、微生物の培養濾《ろ》からがん細胞の発育を阻止する物質が発見され、それも含めて抗生物質と呼ぶことになったのでした。

一方、微生物でなくても抗菌性を示すものが化学合成でできるものについては、「合成抗菌薬」という名前がついています。しかし多くの人は「抗生物質＝抗菌薬」だと思っていますから、実際の服薬指導では便宜的に「抗生物質です」と言っています。

抗菌薬は、細菌の増殖を抑えたり、細菌を殺したりする働きをします。あくまで細菌にだけ効果があるので、ウイルスにはまったく効果がありません。

また、特定の細菌に対して効くものと効かないものがあります。

したがって、感染症の治療に使用する抗生物質を選択する場合、医師はまず、病原菌が何であるかを推測します。

──耐性菌ができると薬が効かなくなる

抗生物質で恐いのは、耐性菌です。

細菌も人間も環境変化に対応して変わっていきます。人間は60兆個の細胞からできていますが、細菌は1個の細胞からできています。60兆個の細胞を変えるよりは1個の細胞を変えるほうが簡単です。細菌は私たちの想像を超えるスピードで変わっているのです。

抗菌薬にさらされた環境では、多くの細菌は死にますが、一部生き残りが出てきてしまいます。生き残りを調べてみると、薬が効かない菌であることがあります。

たとえば50年前では黄色ブドウ球菌に対してペニシリンが非常に有効でした。しかし、時とともに、この菌の生き残りがペニシリンを分解する酵素を作るようになり、ペニシリンの効果が失われました。そこで今度は、その酵素では分解されないペニシリンが開発されましたが、黄色ブドウ球菌は数年後にはこれにも適応し、改良型ペニシリンに対する耐性を獲得しました。

生き残りを作らないようにするためには全滅しかありません。症状が消えてから何日もかかることがあります。このため、症状の有無にかかわらず指示された期間ずっと抗生物質を使用することが非常に重要です。

――ピロリ菌治療は途中でやめたらアウト

1つ例を挙げましょう。

ピロリ菌は胃の中に住んでいます。酸性でも死なないので、ピロリ菌の発見はその当時の常識を覆すものでした。ピロリ菌がいると慢性胃炎、胃潰瘍、胃がんになることがわかっています。ピロリ菌が住んでいれば、真っ先にピロリ菌の治療をすることが必要です。

ピロリ菌をなくすためには、まず、酸性を弱めるために、胃酸の分泌を抑えるプロトンポンプ阻害薬を1つ使います。そして抗生物質です。1回にアモキシシリンを750mg、クラリスロマイシンを200mgまたは400mg飲みます。アモキシシリンは1錠250mgなので1回3錠、クラリスロマイシンは1錠200mgなので1回1錠または2錠です。1回に全部で5錠（または6錠）の薬を、1日2回、7日間飲み続けます。そこでやっとピロリ菌は殺せます。

しかし、クラリスロマイシンに耐性があるピロリ菌（耐性菌）がいます。ある研究（Sasakiら:J Clin Biochem Nutr 47:53-58,2010）によると2000年までは90％以上あった除菌率が2007年には75％に下がっています。2000年までは8・7％だったクラリスロマイシンによる耐性菌が2007年では34・4％に上がっていました。

クラリスロマイシン（製品名：クラリス、クラリシッド他）は超メジャー抗生物質です。2012年の医療用医薬品国内売上高ランキングで85位に入っており、抗生物質では第1位です。使いやすく様々な細菌に効果があるので、0歳児から使っています。気管支炎や副鼻腔炎、中耳炎になったらクラリスロマイシンを使います。

実はこのときも胃の中のピロリ菌のいくつかは死んでいるのですが、すべてを殺すには中途半端な量なので生き残ります。そして、頻繁にクラリスロマイシンが胃の中に入ってくる状況で、ピロリ菌が耐性を持ちはじめます。こうして耐性菌が増えていくのです。

もちろん、現状でも7日間で死んでくれます。しかし、途中で飲むのをやめてしまうと生き残りは必ず出てしまいます。その生き残りはクラリスロマイシンを浴び続けてきた超エリート耐性菌です。これ以上の量の抗生物質を入れると、今度は副作用が出てしまうのでもう使えません。超エリート耐性菌はこの薬では死んでくれません。もう、アウトです。

――ピロリ菌以外でも抗生物質を途中でやめると耐性菌ができる

ピロリ菌以外でも同じことがいえます。抗生物質は、出された日数を使ったら細菌がいなくなることを想定して出しています。膀胱炎なども、抗生物質を飲むと見事に症状がなくなるのですが、実際はまだ原因となる細菌は全滅していません。症状がなくなると治ったと思ってしまいますが、ここで薬をやめて生き残りを作ってしまったら、この薬に対して耐性を獲得してしまうのです。

――抗生物質はたくさんあるから1個くらい耐性ができてもいいじゃない

抗生物質なんてたくさん種類があるから、１個くらい大丈夫じゃないか、と思うかもしれません。

しかし、そうではありません。

また、超メジャー抗生物質であるクラリスロマイシンを例に話を進めていきます。

クラリスロマイシンはマクロライドという化学物質に、薬自体が体に吸収されやすいように枝をつけた薬です。クラリスロマイシンは、細菌と結合してはじめて効果を発揮します。結合する部分はマクロライドですが、マクロライドと結合しないように細菌の形が変わってしまえば薬は効かなくなります。すると、マクロライドを持っている抗生物質は、クラリスロマイシン以外でもすべて効かなくなるのです。

そうするとマクロライドを持っていない抗生物質を使わなくてはならないため、使える薬が約3分の1なくなってしまいます。

すると、ペニシリン系抗生物質かセフェム系抗生物質が残ります。ペニシリン系は殺せる細菌の種類があまり多くない（だから、あまり飲む機会が少ないかと思います）ので、セフェム系にしようか、となります。ニューキノロン系は、現状では開発が新しいため、最後の砦という役割をしているので、本当に必要な時しか使いたくない薬です。さ、何を使いましょうかね？

危険度
★★★

大人の薬を半量にして子どもに使う
↓
自己判断では薬が脳に回ることも

「子どもは半人前」という考え方を持っている人はいませんか?

そんな考え方と薬でいう「子どもが半人前なのか?」ということはまた別の話です。

――薬の世界では、「いつからが大人」か

ヒトという生き物は、生物学的に未熟で生まれます。他の哺乳動物は生まれてすぐに4本の足で立ち上がり、歩くどころか走ることができます。自分の体を動かして、「逃げる」能力がないと他の動物に食べられてしまうからです。

一方ヒトは3か月たってやっと首が座り、1年たつと歩けるようになります。

また、ヒトは脳の大きさが他の哺乳動物とケタ違いに違います。お母さんの産道を

通るためには、脳の発達を未熟にしておかないと大きすぎて通れなくなってしまうのです。そこで脳の発達は生まれてからはじまります。

こうして、ヒトは生まれてから、脳・内臓・運動能力、すべてを発達させて、やっと大人と同じ能力を身につけるのです。

体そのものが違いますから、必要な薬の量も違います。

薬を飲む上で大人とみなされるのが15歳です。体重も大人同様、肝臓や腎臓もすでに大人並みですし、脳もだいたいできあがっています。

――小児は水分が多いので、薬が薄まりやすい

でも薬の量については、単純に、子どもは大人の半分の量を飲めばいい、というものではありません。

その理由の1つは体の水分量です。

小児はとにかく水分が多いです。大人の体は60％が水でできています。乳児で75％、幼児で70％あります。ちなみに高齢者は50％しかありません。

これでどういう薬の影響が出るかというと、水溶性の薬を小児が飲む場合は、より多く飲まないといけない、ということになります。

たとえば、大人の体重が60kg、小児の体重が10kgだとします。水溶性のセフェム系抗生物質である「ロセフィン」という薬は大人で1日1000mg使います。60kgの大人で1000mg使うわけですから、10kgの小児の場合は、その6分の1で167mg使うのではないかと思いませんか？

ところが、この薬の用法用量を見ると、「体重1kgあたり20〜60mg使う」と書いてあります。10kgの小児なので200〜600mg使うことになります。

これは、子どもは、水分量が多いので、多くの薬を入れないと薄まってしまい、効果が出なくなるためです。

なお、ロセフィンは注射用の抗生物質ですので、みなさんが直接使うことはないかもしれません。みなさんがよく使う内服薬のほとんどは、完全な水溶性にしてしまうと、そのまま小腸を通過してしまい吸収できないため、薬の構造をわざと脂溶性にして、小腸の膜（脂肪でできている）を通過しやすくしているものが多いです。しかしながら、水溶性の薬がないわけではないので、頭に入れておいてください。

肝臓と腎臓の大きさが大人と違う

もう1つの要因は、肝臓と腎臓の大きさです。

ヒトは4頭身で生まれ、2歳で5頭身になり、6歳で6頭身になります。あの子どもらしい頭でっかちな体型です。

そして、肝臓と腎臓も体重の割には大きいです。

肝臓は生まれた時はまだ機能していません。胎児時代はすべて母親が、その代わりをやっていたからです。6か月まで急速に発達して、大人にほぼ近づきます。そしてゆっくり発達をしていきます。

また、腎臓も発達が早く、生まれた時にすでに基本的な機能はできており、生後5か月～1歳で大人並みの機能になります。

では、これが薬の量と何が関係があるかというと、1つ例を挙げましょう。先ほどのマクロライド系抗生物質クラリスロマイシンを例にします。マクロライド系の抗生物質は水溶性ではありません。超といっていいほどの脂溶性医薬品で、肝臓で代謝されてから排泄される薬です。大人の薬の量は、60㎏の大人で1日400㎎使います。ここから単純計算すると、10㎏の小児では66・7㎎使うと予測できそうです。しかし、添付文書を読むと体重10㎏の子では100〜150㎎使います。

実は、体重あたりの肝臓が大きい小児では、大人よりも多くの薬を使わないと、肝臓で代謝されて、なくなってしまうのです。

10㎏の小児はだいたい1歳児なので、肝機能はほぼ大人並みです。体重あたりの肝臓が大きい小児には、それだけ薬を多く入れる必要があるのです。

また、一方では、肝臓が大人並みになっていない生後6か月までは使えない薬もあります。

喘息の薬で「テオフィリン」(製品名：テオドール、テオロング他)が該当します。この薬も肝臓で代謝されてから排泄される薬なので、肝機能がとても大切です。だから、肝機能がまったく発達していない6か月未満は使ってはいけません。

——脳は発達が遅いため、大人より副作用が出やすい

一方、脳は、肝臓や腎臓に比べて、発達が遅いです。

脳の中に必要な物質のみを取り込むためのバリアがあります。これを血液脳関門と呼びます。バリアができるのが6か月です。6か月未満ではバリアが不完全なので、有害な物質が侵入してしまうことがあります。

また、ヒトは生まれた時に、神経細胞（ニューロン）がある程度数が揃っています。生後、ニューロンを守るグリア細胞が大きく成長するのですが、そのグリア細胞の成長に伴って脳の重量が増えていきます。それは20歳まで続きます。20歳で脳は最大重量に達します。その後は飲酒や他の原因で脳が委縮をはじめ、今ある、私たちの状態になっているというわけです。グリア細胞が成長できていない神経細胞は守られていないので、傷つきやすくなっています。

脳の発達が遅い小児は脳の副作用が大人より出やすくなります。急性脳症について、厚生労働省から重篤副作用疾患別対応マニュアルが出ています。急性脳症とは、脳が急激にむくむことによって嘔吐や血圧・呼吸の変化、意識障害、けいれんなどがみられる症状です。てんかんを起こしやすいという患者側の原因もあるのですが、薬が原因となっています。

〈急性脳症を起こしやすい薬〉

①　アスピリン（解熱鎮痛薬）
②　メフェナム酸（解熱鎮痛薬）
③　ジクロフェナクナトリウム（解熱鎮痛薬）
④　テオフィリン（喘息薬）
⑤　バルプロ酸（てんかん薬）
⑥　抗ヒスタミン薬（鼻水やかゆみ止め）

アスピリンや抗ヒスタミン薬は市販されている薬です。メフェナム酸はかつて市販されていましたが、薬事法の改正により市販薬としての販売が中止されています。テオフィリンを配合されている薬は第1類医薬品として市販されています。それ以外は処方せん薬です。

アスピリンは細胞内のミトコンドリア（代謝工場と呼ばれています）の機能を破壊し、ライ症候群を引き起こします。ライ症候群とは急性脳症と脂肪肝が特徴です。ウイルス感染（風邪や水ぼうそう）後5〜7日後に悪性の悪心および嘔吐、そして精神状態の突然の変化が起こります。精神状態の変化は軽度の健忘と嗜眠《しみん》から、見当識障害やけいれんの発現まで様々です。最後は深い昏睡状態になって死亡してしまいます。

メフェナム酸とジクロフェナクナトリウムはインフルエンザ脳症を引き起こします。薬によって脳の血管内皮細胞を破壊すると考えられています。初期症状として意識障害、けいれん、異常言動・行動がみられます。

テオフィリンはアデノシンの働きを抑えるといわれています。アデノシンはけいれんを抑える物質です。

抗ヒスタミン薬がけいれんを発症するのは、脳内へ薬剤が移行することでヒスタミン神経系の機能を逆転させてしまうからだと考えられています。ヒスタミンはけいれんを抑える働きがあります。

お母さんから「鼻水止めは出てないんですか?」と詰め寄られることがよくあるのですが、鼻水止めこと抗ヒスタミン薬は急性脳症の原因になるのでわざと出していないのです。

――最も急性脳症を起こした薬は、市販で手に入る薬

平成20年度の副作用報告によると最も急性脳症を起こした薬1位はテオフィリンで、7例中の3例でした。平成21年度もテオフィリンで10例中の4例。21年度の4例以外はワクチンでした。

急性脳症を起こしやすい薬1位に入る薬がなんと!市販で手に入るものなのです。ただ、第1類医薬品なので、薬剤師が必ず指導します。しかし、薬剤師の指導を忘れたり、友達から譲り受けて指導を受けなかったりすると、「子どもには少ない量であげればいいや」と勝手に飲ませてしまうことだってありえます。副作用について知れば、脳症を起こしやすい薬をあげるなんて恐ろしいことはできないと思います。

危険度
★★★

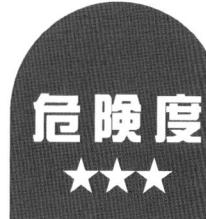

糖尿病の薬を飲む
↓
効きすぎると低血糖症状になり、最悪、死ぬことも

「えっ？　私、糖尿病の薬飲んでますけど？」とびっくりされたあなた。それほどの薬なんですよ。

――糖尿病薬がサスペンスドラマに登場

サスペンスドラマに登場する薬で有名なのは睡眠薬ですが、糖尿病薬もそれに引けをとりません。あるドラマでは、犯人が経口糖尿病薬を飲ませて死亡させる手口がありました。被害者は低血糖症状による昏睡状態になり、そのまま死亡したのでした。

保険金目当てで、糖尿病の持病のある被害者を、手持ちの薬を多く飲ませることで殺害してしまう……そんなシーンもあります。糖尿病薬は、それだけ死と直結する薬

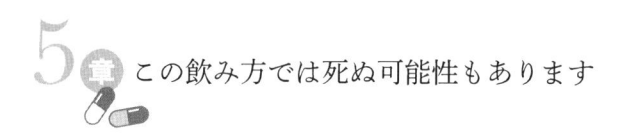

として描かれています。

――死ぬ可能性も高い「低血糖症状」

糖尿病薬を飲んでいる人を死に至らしめる低血糖症状とは、どんなものでしょうか？

低血糖症状とは血糖（ブドウ糖）が異常に低くなる症状です。通常の血糖値は70～110mgです。110mgを超えると糖尿病です。それを下げるために使われる薬なので、糖尿病の薬を使っていない限りほぼ起こらない症状です。

低血糖症状は、60mgより低くならないと自覚症状は出てきません。血糖値を上げるホルモンが出るので、その影響で、発汗・神経過敏・ふるえ・失神・動悸・空腹感などが現われます。次に、30mg程度で、脳にブドウ糖がいかなくなることで起こる症状が現われます。めまい、疲労感、脱力、頭痛、集中力の欠如、錯乱、酩酊と間違えられるような不適切な行動、不明瞭な話し方、目のかすみ、発作、昏睡などの症状です。脳にブドウ糖が完全にいかなくなると、脳が死んでしまいます。

しかも糖尿病が進むと、合併症の1つである神経障害が進みます。そうすると低血糖症状の初期症状をうまく感じとることができなくなります。これは「無自覚性低血糖症」と呼ばれています。自覚がないのに低血糖症状になると、そのまま低血糖症状が進んでしまい危険です。もし車の運転をしている時に集中力がなくなり、錯乱し、目がかすんで見えなくなったら交通事故を起こしてしまうことだってあるのです。

こうした症状は、医師の処方せん通り飲んでいても、出ることがあります。思いあたる症状が出たら、すぐ医師に相談して、薬の量を調整しましょう。

――そんな恐い薬なら飲まないほうがいい？

そんなに恐い薬なら、飲みたくない、と思う方もいるかもしれません。

しかし、薬を使わないでほっておくと、糖尿病による合併症が起こります。実はこの合併症が恐いです。病院で「目が見えなくなるよ」とか「腎臓が悪くなって透析になるよ」とか、脅された人も多いかと思いますが、失明の原因の1位も、透析になる原因の1位も、糖尿病の悪化です。

合併症にはもう1つあって、神経障害です。しびれが起こります。今まで感じていた感覚がなくなるので、傷の発見が遅れたり、副作用の初期症状を見逃したりしやすくなります。小さな傷でも発見が遅れると、細菌が増えて化膿してしまいます。糖尿病の人は、血管に細菌のえさとなる糖分が多いので、細菌が増えやすいのです。

では、なぜそういう合併症が起こるかというと、次のような仕組みになっています。

①体内の糖分が異常に多くなると糖化たんぱく質ができます。

②糖化たんぱく質は弾力を失います。

今まで弾力があって、伸びたり縮んだりできたたんぱく質が弾力を失って、コチコチに硬くなってしまいます。これが動脈で起きれば動脈硬化です。

③さらに、糖化たんぱく質が、血管を細くしたり、アポトーシス（細胞死）を起こ

したり、神経そのものを傷つけたりすることがわかってきました。

血管が細くなって血流が悪くなる、さらにアポトーシスを起こして細胞が死んでなくなっていき、目の神経そのものが傷つく……これで目が見えなくなります。

腎臓や神経障害も同様です。血管が細くなって血流が悪くなる、さらにアポトーシスを起こして細胞が死んでなくなっていき、神経が傷つく。こうして、腎臓の機能がなくなったり、神経そのものが傷ついていきます。

薬がちょっと効きすぎれば低血糖症状が起きて、薬が効かなかったら合併症が起こる。そのような板挟みにあいながら薬を飲み続けるしかないのです。まさに綱渡りです。どっちに転んでも死んでしまう。ただ、使用方法を守って薬を飲み、前を見て歩き続けるしか生き残る方法がないのです。

危険度
★★

風邪薬を飲んでいるのにアルコールをたしなむ
↓
ひどい時は肝臓を破壊する

風邪をひいて体を温めるためにお酒を飲んだことがある人もいるのではないでしょうか？　体を温める生薬がたくさん含まれている養命酒を飲んだ人もいるのではないでしょうか？　この養生法は風邪薬を飲まないのであればやって構いませんが、風邪薬を飲むのであれば、絶対やってはいけません。

――アルコールは、なぜ肝臓に悪いのか

「アルコールは肝臓に悪い」ということはみなさんご存知のことと思います。アルコールは解毒されるために肝臓に集まります。そこでアルコール脱水素酵素によりアセトアルデヒドができます。アセトアルデヒドはアルデヒド脱水素酵素により酢酸に

変わります。酢酸は筋肉や心臓に移行して熱エネルギーを作る経路の中に取り込まれます。その経路で熱エネルギーを作って、その燃えカスが二酸化炭素と水です。

途中でできるアセトアルデヒドはとても不安定な物質です。不安定だから、何かとくっついて安定しようとします。たとえば、たんぱく質とくっついてたんぱく質を変性させます。脂質とくっつくと脂質も変性します。肝臓の細胞はたんぱく質と脂質でできていますね？　そのため、たんぱく質と脂質が変性してしまうと、肝臓が通常通りに機能できなくなります。

アルコールは腸内細菌が出す毒素（エンドトキシンという）を小腸から門脈へ移行させる働きがあります。そして、門脈からエンドトキシンが肝臓に集まってくると、エンドトキシンを攻撃しようと免疫システムが起動します。攻撃のための化学物質がたくさん出されるのですが、エンドトキシンのみならず肝細胞も破壊されてしまいます。戦場で発射されたバズーカで敵のみならず味方もやられてしまうイメージです。

ここで思い出していただきたいのは、風邪薬に含まれているアセトアミノフェンが肝障害を引き起こすということです。代謝の途中でできる不安定な物質が肝臓を破壊するということですね。

肝障害を引き起こすアルコールとアセトアミノフェンが同時にあったらどうでしょうか？　答えは簡単です。ダブルで肝臓を攻撃します。したがって、風邪薬とアルコールを一緒にとってはいけないのです。

――ドリンク剤と風邪薬を一緒に飲んではいけない

こうしたアルコールですが、実は薬にも含まれているのです。

では、どんなところに含まれているのでしょうか。

◎1瓶中のアルコール量（g）

大正漢方胃腸薬内服液	0・7
ソルマック	0・68
グロンサン強力内服液	0・6
エスカップE1000	1・27

新グロモント	0・8
リポビタンDスーパー	0・59
リポビタンD	0・34
ユンケルD	0・96
ユンケル黄帝液	0・64
（参考）ビール350mL	15・4

※出典「飲食物・嗜好品と医薬品の相互作用」飲食物・嗜好品と医薬品の相互作用研究班：月刊「薬事」32、145―148（1990）

少量ですがドリンク剤にもアルコールが含まれているのです。

風邪薬を飲んだ後、ドリンク剤を飲む、なんてやってはいけないことなんですよ。

危険度 ★★

むやみな下痢止めは危険
↓
無理に止めることで死に至るケースもある

「ＯＰＰ」ってご存じですか？　これは専門用語でも何でもなく、「お腹ピーピー」とこっそり言いたいための略語です（私自身が「ＯＰＰ」なので、ただ言いたいだけだったりします）。

こういう時、むやみに下痢止めを飲めばいいというものではありません。下痢止めを飲むことが危険につながることもあるのです。

まず、下痢の主な原因としては、次の５つがあります。

①　ストレスと緊張

腸をコントロールする自律神経が刺激を受け、腸が異常収縮してしまうために起こります。腸を通る便の水分が十分に吸収されずに排出されて、下痢になります。

② 暴飲暴食

大量の食事は消化吸収が追いつかず、そのまま大腸に流れ込みます。腸内細菌にとっては大量のえさです。腸内細菌はえさを食べます。えさを食べてエネルギーを取り出した後は二酸化炭素などのガスが出ます。私たちヒトはえさを食べてエネルギーを取り出した後は二酸化炭素が出ます。それと同じです。細菌の種類によっては二酸化炭素以外のガスを出しています。腸内にガスがたまってくると、それが腸壁を刺激します。そうすると腸が異常に動き、下痢になってしまいます。

アルコールも少量なら腸の血流をよくして、腸の蠕動運動を活発にしますが、大量のアルコールは吸収されずにそのまま大腸へいくものが出てきます。アルコール自体が腸壁を傷つけるので、下痢になりやすいです。

また、アルコール自体にたんぱく質変性作用があります。腸壁（これもたんぱく質です）を変性させてしまいます。

③ 食中毒

下痢を起こしやすいのは、生で食べる料理です。食品に含まれた病原菌が消化器官で増殖し、腸を刺激することで下痢が起こります。

カキによる食中毒は有名です。かくいう私もカキで見事に食中毒になったことがあります。カキには「ノロウイルス」が含まれているので、ノロウイルスによる食中毒です（そういうつらい経験をしましたが、カキは大好きです）。

２０１４年に厚生労働省に寄せられた報告ではノロウイルスによる食中毒が1位。2位がカンピロバクター食中毒です。鶏肉から多く発見されています。ささみの刺身や鶏レバーの刺身など生で食べるものや加熱不足の鶏料理が原因です。

２０１２年7月よりレバ刺しが禁止されたのも食中毒が原因です。腸管出血性大腸菌Ｏ－１５７による食中毒です。

④ 食品の成分

虫歯になりにくいという謳い文句で、ガムやあめに多く含まれている「キシリトール」も下痢の原因になります。パッケージに「一度にたくさん食べるとお腹が緩くなります」という注意が書いてあるのは、ご存知でしたか？

キシリトールは私たちヒトにはない糖質なので、吸収されずにそのまま大腸にいきます。大腸にはキシリトールをえさとできる細菌がいるので、細菌がキシリトールを食べます。細菌がキシリトールからエネルギーを取り出した後はガスが出ます。そのガスが腸壁を刺激して下痢になるということです。

キシリトール以外では人工甘味料が下痢になりやすい成分です。

⑤ 冷え

「お腹が冷えるのはよくない」といわれていますが、これは本当です。腸をコントロールする神経がお腹の冷えにより刺激を受けて、腸が異常収縮してしまうためです。腸を通る便の水分が十分に吸収されずに排出されるため、下痢になります。

――下痢止めを使ってはいけない症状はどれ？

さて、ここまで見てきて問題です。この中で下痢止めを使ってはいけない症状があります。さぁ、どれでしょう？

①　ストレスと緊張
②　暴飲暴食
③　食中毒
④　食品の成分
⑤　冷え

ヒントは、そもそも私たちはなぜ下痢をするのでしょうか？ということです。悪いものを外に出すためですね？　ということは……？

それでは答えにまいりましょう。②、③、④です。

下痢とは悪いものを外に出すためにする体の反応です。

わかりやすいのは③の食中毒です。食中毒の原因となる細菌やウイルスを外に出す必要があります。それなのに下痢止めを使うと細菌やウイルスがそのまま大腸に残ってしまいます。ただ、残っているだけではありません。天文学的なスピードで増殖しています。一番恐ろしいのは敗血症です。感染している場所から血液に入り込み全身症状が起きます。全身に大量の細菌やウイルスがうようよしているので、多臓器不全が起こります。多臓器不全になれば、私たちは死にます。

②の暴飲暴食の時も外に出したほうがいいです。体の消化吸収能力以上の飲食物は不要なものでありますが、腸内細菌にとってはえさです。えさを食べた腸内細菌は異常繁殖をします。異常繁殖した腸内細菌は私たちにとってはもはや有害です。言葉は荒いですが、食中毒と同じです。細菌が出す毒素によって出血することもあるでしょう。下痢止めによって腸内に残っている細菌たちは、暴飲暴食で取り入れたえさによって、天文学的数字で増殖していきます。

④の食品成分も同様です。消化吸収すらされない食品成分は不要です。下痢止めを使うことで体内に残ってしまいます。

一方、①のストレスと緊張の場合は、体内に悪いものはありません。神経が異常に興奮して大腸を勝手に動かしてしまうだけです。⑤の冷えも、冷えていることで神経が異常に興奮して大腸を勝手に動かしてしまうだけです。したがって、①と⑤の場合だけは下痢止めを使うことができます。

危険度
★★

腹痛＋熱の場合、薬よりも病院に行ったほうがよい
↓
様子を見ているうちに、細菌やウイルスは天文学的に増える

熱を伴う腹痛の場合は、細菌やウイルスに感染して全身症状が出たと考えます。原因菌が腸の中にとどまっているだけなら熱を出す必要がないからです。それが血液中に入り全身を回っていると、それを攻撃するために熱を出す必要があるのです。したがって、この時、腹痛の薬を飲んでいても効果はありません。現在市販されている風邪薬の中にも腹痛に効くものはないので、病院に行きましょう。

——熱と腹痛が起こるときは、感染症を疑え！

熱と腹痛が一気に起こる感染症としては、次のものがあります。

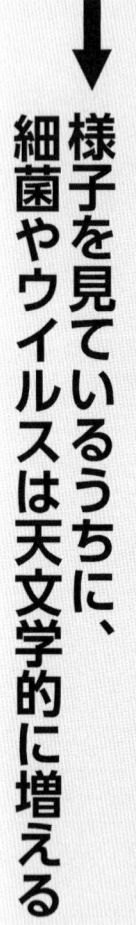

① ロタウイルス

感染力が非常に強いのが特徴です。主に0～6歳の小児がかかります。5歳までの急性胃腸炎の入院患者のうち40～50％前後はロタウイルスが原因です。

大人は一度かかっているので免疫記憶があります。

主な症状は水のような下痢、吐き気、嘔吐、発熱、腹痛です。重い脱水症状が数日間続くことがあります。合併症として、けいれん、肝機能異常、急性腎不全、脳症、心筋炎などが起こることがあり、ひどい時は死に至ります。

感染を広げないためにオムツの適切な処理、手洗いの徹底などが必要です。オムツを交換する時には使い捨てのゴム手袋などを使い、捨てる場合はポリ袋などに入れます。手洗いは指輪や時計をはずし、せっけんで30秒以上もみ洗いします。

衣類が便や吐物で汚れた時は、次亜塩素酸ナトリウム（家庭用塩素系漂白剤）でつけおき消毒をした後、他の衣類と分けて洗濯しましょう。ロタウイルスにはアルコールなどの消毒薬ではあまり効き目がありません。

② ノロウイルス

感染力が非常に強いのが特徴です。ノロウイルスは手指や食品などを介して、経口で感染し、ヒトの腸管で増殖し、嘔吐、下痢、腹痛などを起こします。健康な方は軽症で回復します。子どもやお年寄りは高熱が出ることがあります。

こちらも、患者の便や吐物には大量のウイルスが排出されるので適切な処理をしないと、家族全員に被害が広がります。床等に飛び散った患者の吐物や便を処理する時には、使い捨てのエプロン、マスクと手袋を着用し、汚物中のウイルスが飛び散らないように、ペーパータオル等で静かに拭きとります。拭きとった後は、次亜塩素酸ナトリウム（塩素濃度約２００ｐｐｍ）で浸すように床を拭きとり、その後水拭きをします。おむつ等は、速やかに閉じて便等を包み込みます。おむつや拭きとりに使用したペーパータオル等は、ビニール袋に密閉して廃棄します。この際、ビニール袋に廃棄物が十分に浸る量の次亜塩素酸ナトリウム（塩素濃度約１０００ｐｐｍ）を入れてください。

ノロウイルスは乾燥すると容易に空中に漂い、これが口に入って感染することもあるので、吐物や便は乾燥しないうちに速やかに処理し、処理した後はウイルスが屋外に出て行くよう空気の流れに注意しながら十分に喚気を行なうことが感染防止に重要です。

③ アデノウイルス

「プール熱」「はやり目」の原因となるウイルスです。アデノウイルス感染症は主に小児がかかります。6割が5歳以下です。

プール熱は熱とのどの腫れが主な症状です。頭痛、腹痛、下痢、耳の前や首のリンパ腺が腫れることがあります。症状がひどい時は肝炎、膵炎から脳炎になります。

はやり目はアデノウイルスが目に感染したことで起こる症状です。充血をして目やにが大量に出ます。視力が落ちる原因にもなります。

④ カンピロバクター菌

最近、食中毒を起こした菌として報告がよく上がっています。主に鶏肉などを食べた時に出てくる菌です。

⑤ 腸管出血性大腸菌O－157

食中毒のところでも触れてありますので、そちらをごらんください。

⑥ サルモネラ菌

食中毒の原因菌です。カンピロバクターやO－157に比べれば件数が多くありません。生の卵のからに付着しているといわれています。みなさんが大好きなTKG（卵かけご飯）はサルモネラ菌を取り入れやすい食べ方といえます。

発熱、頭痛、下痢の症状が起きます。

他にもあるのですが、主なものはこの6種類です。

①～⑥までの熱と腹痛がある感染症は、どれもほっておくと重篤な症状が起きるものばかりです。様子をみようと待っていると、原因となる細菌やウイルスは天文学的数字になります。熱と腹痛がある段階で、早めに医師の診察を受けるようにしてください。

――ハンドドライヤーが菌をまき散らす

なお、こうした菌は思わぬところで、広がる可能性があります。

とある研究（BestEL,et al.J Hosp Infect.2014;88:199-206）によるとトイレのハンドドライヤーがペーパータオルよりはるかに多くの細菌をまき散らすということがわかってきました。空気にまき散らされる細菌の量は、温風ドライヤーはペーパータオルの4・5倍、ジェットエアドライヤーはペーパータオルの27倍だったそうです。

私はハンカチを持っているので、ハンドドライヤーを使わないのですが、みなさんも「ハンカチ王子」「ハンカチ姫」になりませんか？

危険度
★★★

透析している場合は、コーティングしてある整腸剤を飲んではいけない

↓

透析に影響あり

薬の薬効成分以外の成分を気にしていますか？　それがもとで体に不調を起こすこともあるのです。それに気づかされた事例として、まだ私が1年目薬剤師だった頃の話をします。

――整腸剤なのに？

1年目薬剤師だった私は、とにかく市販薬の成分と特徴について覚えるのに必死でした。学校では基本の病態や薬の成分については時間をかけて勉強するのですが、実際に店頭で使える商品知識については一切勉強してきていないのです（その当時の学校教育がそうだったということです）。実際に店頭で使える商品知識をたたき込んでは、

実際の患者さんにアドバイスをしてきました。「あなた薬剤師なのに、何も知らないわね」とボロクソに怒られることのほうが多かったです。薬剤師国家試験の内容と、実際の商品知識は全然違うということにがく然としたものです。

そんな私の元にある患者さんがきました。お腹の調子が悪いという訴えでした。お腹の調子が悪い時は整腸剤が基本です。整腸剤なら他にどんな薬を飲んでいようと飲み合わせに注意するものはない……どうせならよりよいものを紹介しよう。この前学んだ、腸溶性の整腸剤はどうだろう？　整腸剤は胃酸で死んでしまい効果が少なくなるので、腸溶性なら目的の場所まで死なずに届けることができる。そう判断して腸溶性の整腸剤を紹介しました。

翌日、その患者さんが激怒して私のもとにやってきました。

「あんた〜〜〜!!」

「透析治療をしている人は使わないでくださいって書いてあるじゃない!!」

そうなんです。この患者さんは透析治療していたのです。何で言ってくれなかったんだ、という気持ちと、何で透析治療しているか確認してなかったんだ、という気持ちが入り混じりつつ、必死で謝りました。幸いこの患者さんはまったく飲まずに外箱を読んだだけで気づいてくれました。添加物を読むとメタケイ酸アルミン酸マグネシウムと書いてありました。アルミにマグネシウム！！　透析患者はアルミとマグネシウムを取り除くために透析を行なっているのですから、それをわざわざ追加したら蓄積するだけではないですか……。

――添加物にも注意が必要

食品添加物には注意を払うのですから、医薬品添加物に注意を払ってもいいですよね？

医薬品添加物の条件とは、

① 私たちの体にとって無害であることと
② 有効成分の効果を妨げないこと

の2点です。

ここで整腸剤の添加物を見てみましょう。
整腸剤は有効成分がビフィズス菌とアシドフィルス菌とフェカリス菌です。
有効成分だけでは安定性が悪いので安定化させる添加物（グリセリン脂肪酸エステル）を加えます。酸に弱いのでアルカリ化させる添加物（メタケイ酸アルミン酸マグネシウム）を加えます。腸溶性コーティングとして酸で溶けずにアルカリで溶ける添加物（ヒドロキシプロピルメチルセルロースフタレート）錠剤にするためにかさをつけるための添加物（乳糖）を加えます。錠剤として圧縮成型しやすいように滑る添加物（ステアリン酸マグネシウム）を加えます。その他企業秘密で公開されていない添加物もあります。

こうした中には、持病のない人には無害でも、ある特定の人にとって有害な成分があります。

たとえば、先ほどお話しした、透析している人のほかにも、乳糖不耐症《にゅうとうふたいしょう》の人に有害な成分もあります。

乳糖不耐症とは乳糖を分解する酵素が少なくてうまく分解できないことで起こる症

状のことをいいます。

乳糖が分解できないと、そのまま大腸に送り込まれます。乳糖は水に溶けるので、大腸内の浸透圧が高くなってしまいます。浸透圧が高くなると、体内の水を引き寄せて大腸内に送り込みます。大腸内が水であふれる状態、つまり下痢になります。また大腸内の腸内細菌のえさになります。腸内細菌がそれを食べて二酸化炭素ガスや乳酸を発生させます。二酸化炭素ガスや乳酸は大腸壁を刺激するので、大腸が異常に動いてしまい下痢になります。

乳糖不耐症は下痢になりやすいので、整腸剤を飲んで整えたいところなのですが、それに乳糖が入っていると逆効果になってしまうのです。

危険度
★★★

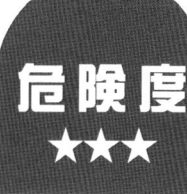

間質性肺炎の症状に咳止めを飲む
↓
死ぬ可能性がある

間質性肺炎《かんしつせいはいえん》という言葉を知っていますか？　以前福岡ダイエーホークスの投手で故藤井将雄さんがこの病気にかかっているのではないか？とスポーツ紙で報道されていました。１９９９年に当時の最多ホールド記録を達成し、ホークスの優勝に貢献した中継ぎ投手でした。

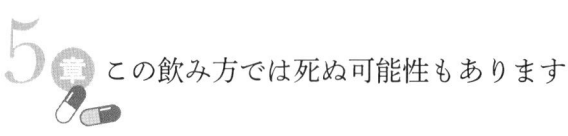

この年の夏頃から咳き込む姿や明らかな疲労感が見られ、日本シリーズ前の身体検査で病気が発覚し、日本シリーズ後に入院生活を送ります。２０００年は2軍戦6試合登板するまで回復しましたが、容態は急変。２０００年のホークスが優勝するのを見届けた後、10月13日に31歳でこの世を去りました。

その後の報道では、藤井投手は再登板するんだという思いで過ごしたほうがいいだろうということで、余命３か月の肺がんということを隠して間質性肺炎という病名で本人に伝えていたそうです。実際肺がんであることを知っていたのは王監督や若田部健一投手などごく近い人だけだったといいます。

――間質性肺炎とは

この間質性肺炎とは、どんなものでしょうか？

私たちは酸素を吸って二酸化炭素を吐き出していますね。そこのガス交換の場所が肺です。より効率的にガス交換ができるように小さな袋（肺胞）がたくさんあります。袋を包む小葉間隔壁《しょうようかんかくへき》や肺全体を包む胸膜《きょうまく》が線維化して硬くなってしまいます。肺胞の周りが硬くなると、肺胞がうまく膨らむことができないので、十分なガス交換ができなくなります。これが間質性肺炎です（間隔壁や胸膜が硬くなる原因には様々ありますし、原因不明な時もあります）。

間質性肺炎の症状としては、運動時の息切れ、咳、持久力の低下のような主な症状が、知らないうちに現われはじめます。その他によくみられるのは、体重減少や疲労感などの症状です。

――間質性肺炎になる原因

間質性肺炎には、次のような原因があります。

① いわゆる塵肺。ケイ酸化合物の吸入。石綿（アスベスト）の吸入

今はほとんどないと思います。

② 微生物の吸入

カビが口から入ることも原因になります。たとえば、次のようなものです。

・古い木造建築についていたカビの吸入
・加湿器や空気清浄機についているカビの吸入
・飼料についていたカビの吸入
・鳥についている粉じんの吸入
・きのこ胞子の吸入

加湿器や空気清浄機などはみなさんになじみがあると思います。みなさんの加湿器や空気清浄機のフィルターはいかがですか？　カビ産生マシーンになっていないでしょうか？　間質性肺炎予防のためにも今一度掃除をしましょう。

③　**薬の副作用**

これは後で説明します。実はここが一番多いのです。

④　**感染症**

インフルエンザ肺炎、サイトメガロウイルス肺炎などのウイルス肺炎、ニューモシスチス肺炎、マイコプラズマ肺炎などがあります。

一般的には、一過性のものです。

⑤　**膠原病**

関節リウマチ、強皮症、皮膚筋炎、シェーグレン症候群、全身性エリテマトーデスなど、自己免疫疾患と呼ばれているものです。これにかかると、自分で自分の組織を攻撃してしまいます。攻撃し続けると組織もこれ以上壊れるわけにはいかないと思っているのか線維化して硬くなることで、攻撃に耐えられるようにします。

⑥ 喫煙

喫煙についてはみなさんもご存知のように体に悪いです。

――風邪薬を飲んで1週間後に起こる咳は風邪ではない

この間質性肺炎で恐いのは、風邪と間違えやすいところです。風邪をひいたので市販の風邪薬を飲みました。そこまでは大丈夫です。1週間たって、咳が出てきて体がだるく、熱が続いています。風邪の症状が続いていると思って引き続き風邪薬を飲んでしまいます。

ここがダメです。薬の副作用で起こる間質性肺炎は服用後少なくとも1週間で現われてしまいます。

間質性肺炎の初期症状は咳が出て体がだるく、熱が出ます。風邪の症状と似ているので風邪が続いたと勘違いしてしまうのですが、このまま風邪薬を飲んでいたら間質性肺炎の症状がひどくなってしまいます。一度、胸膜が線維化してしまうと二度と元には戻りません。間質性肺炎かな？と思った段階ですぐにステロイドを入れないと死ぬこともあります。

――薬の副作用による間質性肺炎

風邪薬以外でも副作用が起こる薬もあります。

〈間質性肺炎が起こりやすい薬〉

① 肺を直接攻撃する薬

・抗がん剤（ブレオマイシンやマイトマイシンC）
数週間から数年で症状が出てきます。

② 免疫反応の結果起こる薬

・抗菌薬
・解熱消炎鎮痛薬
・抗不整脈薬（アミオダロン）
・抗リウマチ薬（金製剤、メトトレキサート）
・インターフェロン
・小柴胡湯《しょうさいことう》

解熱消炎鎮痛薬はすっかり副作用の常連になっていますが、市販で簡単に買えるものです。小柴胡湯も市販で買えます。小柴胡湯と桂枝湯《けいしとう》の合剤で柴胡桂枝湯《さいこけいしとう》という薬があります。風邪の後期症状で使いますが、これも注意が必要です。

免疫反応の結果起こる薬は、1～2週間で副作用の症状が出てきます。

③ よくわかっていないもの

・抗がん剤のゲフィチニブ（イレッサ）

2002年7月に発売がはじまってから2012年までの間質性肺炎の副作用報告

が2328例ありました。そのうち死亡例が857例でした。イレッサは従来の抗がん剤と違って遺伝子解析の結果開発された薬でした。副作用が少ないといわれて発売されたのですが、発売してから間質性肺炎の副作用が報告されています。しかし、なぜイレッサで副作用が起きたのかはよくわかっていません。

このようにみると、実は、私たちが風邪と間違えて風邪薬を飲んだ、というのも原因の1つとなりうるのです。

この場合の治療は、当たり前ですが、原因となる薬を中止することです。その後はステロイドを大量に点滴で入れます。症状が安定してきたらステロイドの量を減らしていきます。

「風邪でなかなか治らない」という場合は、一度薬をやめて、病院で診てもらうことが、早めの治療につながります。

危険度★★

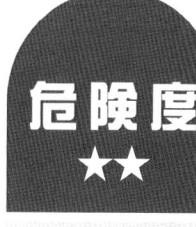

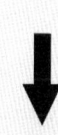

歯医者で今飲んでいる薬を伝えない ⬇ 骨粗鬆症の薬にはあごの骨が腐るという副作用がある

歯の治療なんだから、別に今飲んでいる薬なんて関係ないと思っていませんか？大ありですよ！

――薬剤師が間に入ってピンチ救出

いつものように薬局の店頭にいる私の元に、ある患者さんが処方せんを持ってやってきました。

処方内容はフロモックス錠１００mg１回１錠、毎食後３日分とロキソニン錠60mg１錠疼痛時５回分でした。これは抗生物質と痛み止めという、歯の治療をしてきた人ならよくある薬です。

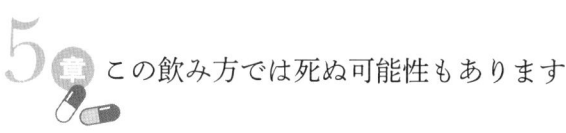

薬剤師として気になるのは、年齢から判断するとこの年齢で何も薬を飲んでいないほうがおかしいんじゃないか、ということです（何で薬剤師は年齢がわかるかというと、処方せんには必ず生年月日が記載されているので、そこから年齢を割り出しているからです）。他に飲んでいる薬があるのなら、その薬と一緒に飲んでいいかどうかを確認しなくてはいけません。

「お薬手帳は持ってきていますか？」と聞くと、その患者さんは、「家にある」と言われたので、使っている薬を聞くことにしました。

「どんな薬を飲んでいますか？」

「骨の薬」

骨の薬にも色々あるんだよ……困ったなぁ、と思いつつ、もしアレだったら歯の治療しちゃったけど大丈夫か？と恐ろしくなりました。

「もしかして、1週間に1回飲む薬ですか？」

と聞くと、

「そうよ」

と答えてくれました。見事にアレでした。歯科医師は知っていて治療したのかということが、気になって気になって仕方がありませんでした。

「先生に骨の薬を飲んでいることを伝えてありますか？」

「歯医者は関係ないでしょ？」

やっぱり。アレの件は歯科医師に伝える必要があるので、電話をかけて事情を説明しました。幸い担当した歯科医師がいい人だったので、

「そうでしたか。伝えてくださりありがとうございます。今回の処方の件は……」

と丁寧に話を聞くことができました。ちなみにすごく不機嫌な態度をとる歯科医師もいて、ぼろくそに怒られることがあります。歯科医師から直接指示を聞くことができたので、それを患者さんに伝えて問題なく終わりました。

——アレ＝骨の薬「ビスフォスフォネート」

歯医者に行ったらどうしても伝えなければいけない薬、「アレ」とは、骨の薬である「ビスフォスフォネート」のことです。

ビスフォスフォネートとは、骨吸収を抑えることで骨密度を上げていくもの。効果

は高いので、よく使われる薬です。アレンドロン酸（フォサマック、ボナロン他）、リセドロン酸（ベネット、アクトネル他）、ミノドロン酸（リカルボン、ボノテオ）があります。

そして、先ほどの会話であった1週間に1回だけ飲む薬といえばビスフォスフォネートしかありません。

ビスフォスフォネートの副作用については、こちらも厚生労働省の「重篤副作用疾患別対応マニュアル」に書いてあります。顎骨壊死《がっこつえし》という副作用です。あごの骨の組織や細胞が局所的に死滅し、骨が腐った状態になることです。あごの骨が腐ると、口の中にもともと生息する細菌による感染が起こり、あごの痛み、腫れ、膿が出るなどの症状が出現します。ビスフォスフォネートを飲んでいる間に抜歯などの歯科処置、口腔内の不衛生などの条件が重なった場合、特にみられます。自覚症状としては「口の中の痛み、特に抜歯後の痛みがなかなか治まらない」「歯ぐきに白色あるいは灰色の硬いものが出てきた」「あごが腫れてきた」「下くちびるがしびれた感じがする」「歯がぐらついてきて、自然に抜けた」などがあります。何で骨を強くする薬で顎の骨が死んでしまうのか？ということについてはよくわかっていません。

先ほどの例ではビスフォスフォネートを飲んでいてさらに歯の治療を受けていたので、顎骨壊死の副作用が特に出やすくなります。歯の治療を受ける前にはビスフォスフォネートを飲んでいることを歯科医師に伝えるようにしてください。口腔内の不衛生も顎骨壊死の原因になるので、日頃の歯磨きを丁寧に行なうようにしてください。そして、「え？　やだ？」と言わず、歯科検診に行くようにしてください。自覚症状がないのにヤバい症状（顎骨壊死含む）が見つかります。

――歯医者に行く時に伝えなければならない薬

ビスフォスフォネート以外に伝えなければならない薬は他にもあります。

アスピリンやワルファリンなど、血栓を作らなくする薬です。これらの薬は出血したら止まらなくなるという副作用があります。

これは薬の性質状、どうしてもつきあっていかなければならない副作用です。

出血しない歯の治療ってないと思いませんか？　歯石をとるだけでも、キュインキュイン歯茎をほじくっています。「はい、口をゆすいでください」と言われて口をゆすぐ時は血を吐き出していますよね。ちなみに、親知らずを抜く時の先生は溶接のお面をつけていました。口の中は工事現場のようでしたね。

このように歯科治療というのは出血しますから、血が止まらなくなると危険です。また、いつまでも傷口があることになりますから、細菌感染も危険です。もし歯医者に行くのであれば、あらかじめアスピリンやワルファリンを処方している医師に「歯医者に行きたいけど、薬は続けていいのですか？」と質問し、その指示を歯科医師に伝えるようにしてください。歯科医師に「今、ワルファリンを飲んでいます。内科の先生は続けていいと言っています」「ワルファリンを飲んでいますが、○日より中止しています」などと伝えておくと安心して治療できます。

危険度
★

お腹が痛いから湿布を貼って治す
↓
かえって胃を荒らす

実はこれ、私のばーちゃんがやってたものです。

「体がよ、あちこち痛くてこんなに湿布をもらってきたんだよ。ほれ」

まだ小学生だった私は湿布の量に驚いていました。今思うと20袋はあったと思います。さらに驚いたのは腹一周湿布を貼っていたことでした。腹巻ならぬ、湿布巻きです。

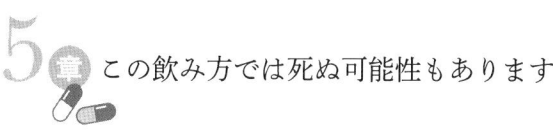

「寿美子、こうして湿布を貼るとお腹が痛いのが治るんだよ」

腹一周湿布巻き……。「おばあちゃんの知恵袋」というものでした。

この方法、結構みなさんやっているのですね。そういう方は、1か月に280枚も湿布を買って、まだ足らないと買い足します。いわば、湿布信者です。

――痛みには種類がある

痛いからといって、むやみに湿布を貼っていいものではありません。一言で「痛み」といいますが、痛みには3種類があります。

① 体性痛《たいせいつう》

これがおなじみの痛みだと思います。皮膚、骨、関節、筋肉が切れたり刺さったりする時の痛みです。痛みは傷のできている部分に限られています。うぉーって圧迫するような痛みや、ズキンズキンと脈を打つような痛みが出ます。傷口付近を動かすともちろん痛いです。解熱消炎鎮痛薬が有効です。

② 内臓痛

食道、胃、小腸、大腸に炎症や閉塞が起こる時に起こります。また、肝臓、腎臓、膵臓の炎症や圧迫に起こります。キューインと差し込んできたり、重かったり、押されたりする痛みです。肝臓の炎症なのに、痛い場所は肩、というように痛みの場所が離れて出ることがあります。痛みのために、吐き気や冷や汗が出たりすることがあります。

このときは、鎮痙薬《ちんけいやく》（内臓の動きを止める薬）が有効です。解熱消炎鎮痛薬は逆効果です。

③ 神経痛

神経が傷ついたり、機能がなくなったりした時に起こる痛みです。灼熱のような熱さを感じるような痛み、槍でつつかれるような痛み、ビリビリと電気が走る痛みがあります。通常では痛みを感じない程度の刺激でも痛みが走ります。

この痛みには、解熱消炎鎮痛薬が効きにくいです。神経に直接働くデュロキセチン（製品名：サインバルタ）やプレガバリン（製品名：リリカ）が有効です。

——なぜお腹が痛いとき解熱消炎鎮痛薬を使うと逆効果になるのか？

胃はプロスタグランジンという物質が常に出ています。これを基礎分泌といいます。プロスタグランジンは胃酸を出す細胞に直接働きかけて胃酸の分泌を抑える働きがあります。また、胃の血流量を上げる効果があり、小さな傷の修復に必要な栄養分をより多く届けることができます。粘液を多く出す効果があり、粘液バリアをより厚くすることができます。

ところが解熱消炎鎮痛薬はプロスタグランジンの分泌を抑える働きがあります。傷口で一時的に発生するプロスタグランジンの分泌を抑えれば痛みが止まるのですが、胃で常に分泌されているプロスタグランジンも容赦なく止めてしまいます。胃酸の分泌を抑える働きが止まるので、胃酸が出ます。また、胃の血流量を下げてしまい、小さな傷の修復に必要な栄養分をより多く届けることができません。粘液が出なくなるので粘液バリアも薄くなってしまいます。これでは、胃に痛くなってくださいと言っているようなものです。

湿布の痛み止めは解熱消炎鎮痛薬です。皮膚から吸収された解熱消炎鎮痛薬は全身の血流に乗っかります。胃のある部分のすぐ上の皮膚に貼ってしまえば、そのまま薬が吸収されて胃にたどりつきます。そこで、薬効を発揮します。胃酸を出し、胃の血流量を下げ、粘液を出さないようにする、ですね。その結果、胃は傷がつき痛みが発生します。

しかも、基礎分泌は胃だけではなく小腸や大腸にもあります。解熱消炎鎮痛薬と大腸がんは関係があることがわかってきています。

――内臓痛には漢方が効く

内臓痛には、次のような漢方のほうが効きます。

① 芍薬甘草湯《しゃくやくかんぞうとう》

何で効くかはよくわかっていないのですが、内臓痛にも体性痛にも効果があります。効果が出る時間が早く、30分程度で効果が現われます。

②　大建中湯《だいけんちゅうとう》

消化管運動の促進や腸管の血流増加作用、消化管ホルモンの分泌促進効果は確認されています。腸閉塞を予防する効果もあります。何で効くのかはよくわかっていません。

③　五苓散《ごれいさん》

水分代謝を整える効果があることがわかっています。下痢による腹痛に非常に効果を発揮します。何で効くのかはよくわかっていません。

内臓痛の時の参考にしてください。

6章

この症状は薬を使わないほうが治ります

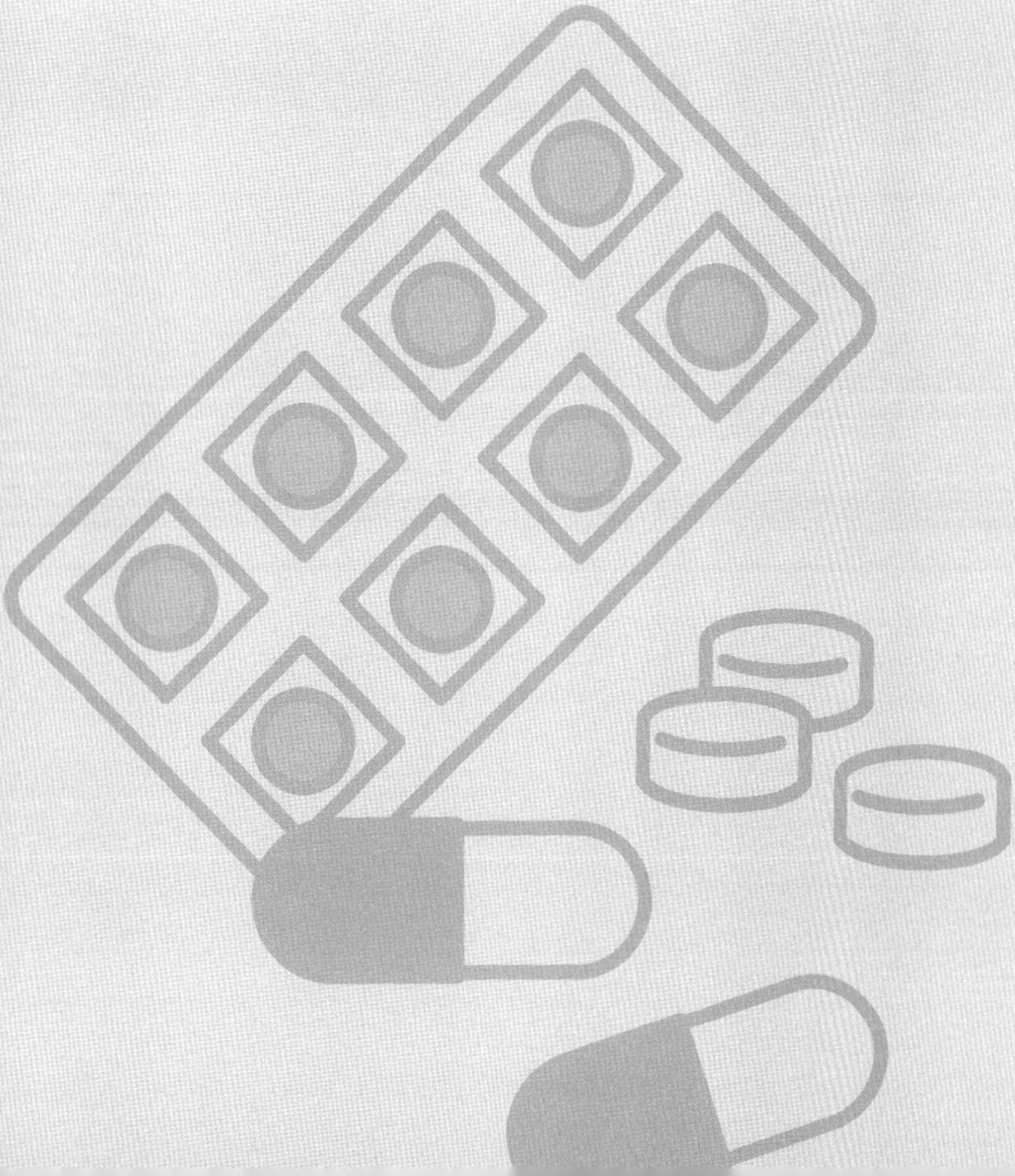

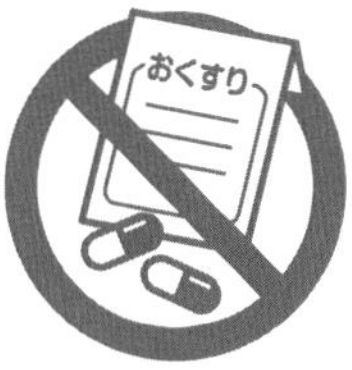

頭痛の80％は肩のゆがみを矯正すれば治る

頭痛は大きく分けて20％が片頭痛、80％が筋緊張性頭痛に分けられます。片頭痛は治すのが難しいのですが、ひどくしないようにすることができます。筋緊張型頭痛は筋肉次第で治すことができます。

――筋緊張性頭痛の原因は姿勢の悪さとストレス

無理な姿勢を長時間続けると、頭から肩にかけての筋肉が緊張し血流が悪くなります。血流が悪いので乳酸などの疲労物質が筋肉にたまり、これが神経を刺激して痛みを引き起こすと考えられています。また、無理な姿勢そのものが神経を圧迫して痛みが出ます。無理な姿勢は血流が悪くなるので、頭に行く血流も悪くなります。

無理な姿勢を作りたくて作っているわけではないと思います。なのになぜムリな姿勢になるのか。

明らかにいえることとは、筋量が少ないということです。腹筋、背筋、胸筋は姿勢を維持するのに必要です。筋量がないと、体重が支えられず猫背になります。猫背になると顔が下を向きます。顔が下を向いていると日常生活が送れないので、そのまま前を向こうとします。そこであごが前に出た状態になります。これがストレートネック（206ページ参照）です。首には大きな血管と神経の束が走っていますが、ストレートネックは首の部分に体重がかかるのでこれが圧迫されます。血管が圧迫されると血流が悪くなりますし、神経が圧迫されると神経の働きが悪くなります。

また、猫背の結果、肺がうまく膨らまなくなるので、新鮮な空気が取り込めなくなります。血流が悪くなっているところに新鮮な空気が取り込めなくなるのですから、頭は酸欠状態です。肩まわりには腕を前後、上下、斜めにと自在に動かすのを支える大胸筋や小胸筋が色々な方向に走っていますが、これらの筋肉が固まると猫背がさら

図6-1　筋緊張性頭痛が起こる仕組み

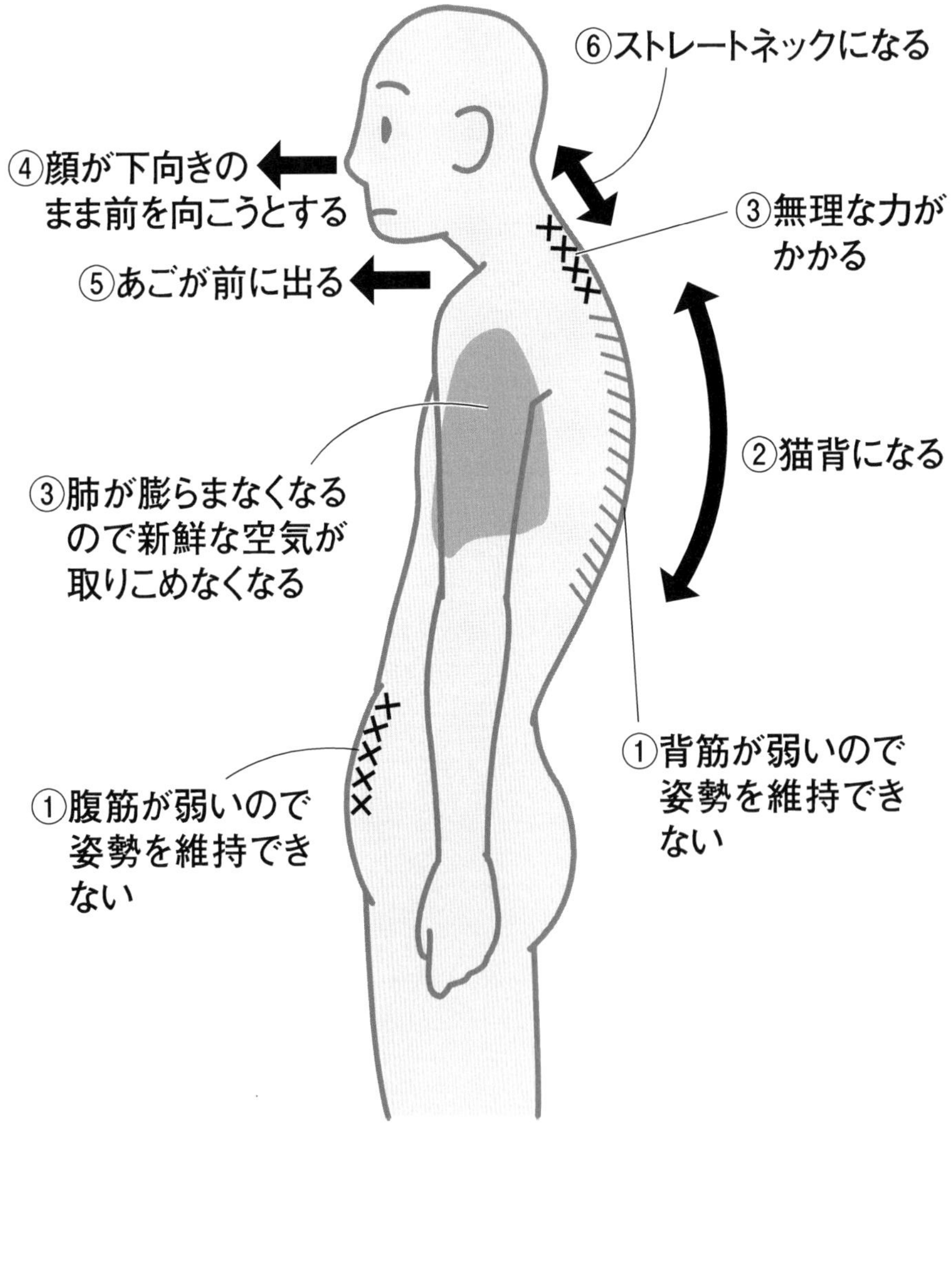
⑥ストレートネックになる
④顔が下向きのまま前を向こうとする
③無理な力がかかる
⑤あごが前に出る
②猫背になる
③肺が膨らまなくなるので新鮮な空気が取りこめなくなる
①背筋が弱いので姿勢を維持できない
①腹筋が弱いので姿勢を維持できない

に強化されます。「猫背になるための筋トレ」をしているようなものです。

ストレスも筋緊張性頭痛の原因です。ストレスによって、筋肉が緊張します。筋肉の血流が悪くなる→疲労物質がたまる→神経を刺激する→痛い、となります。

――薬以外の治療が筋緊張性頭痛に有効

筋緊張性頭痛は、薬による治療はもちろんのこと、薬以外の治療についても日本頭痛学会によるガイドラインがあります。

みなさんができそうなものをここにご紹介いたします。

1 頭痛体操

埼玉精神神経センターの坂井文彦先生が提唱するものです。

① 腕を振る体操（2分）……首の後ろの筋肉を鍛える

体の軸を作ります。腕を、わくわくした時にとるような「わくわくポジション」に持っていき、そのまま左右にねじります（208ページ図6－2上）。

図6-2　頭痛体操

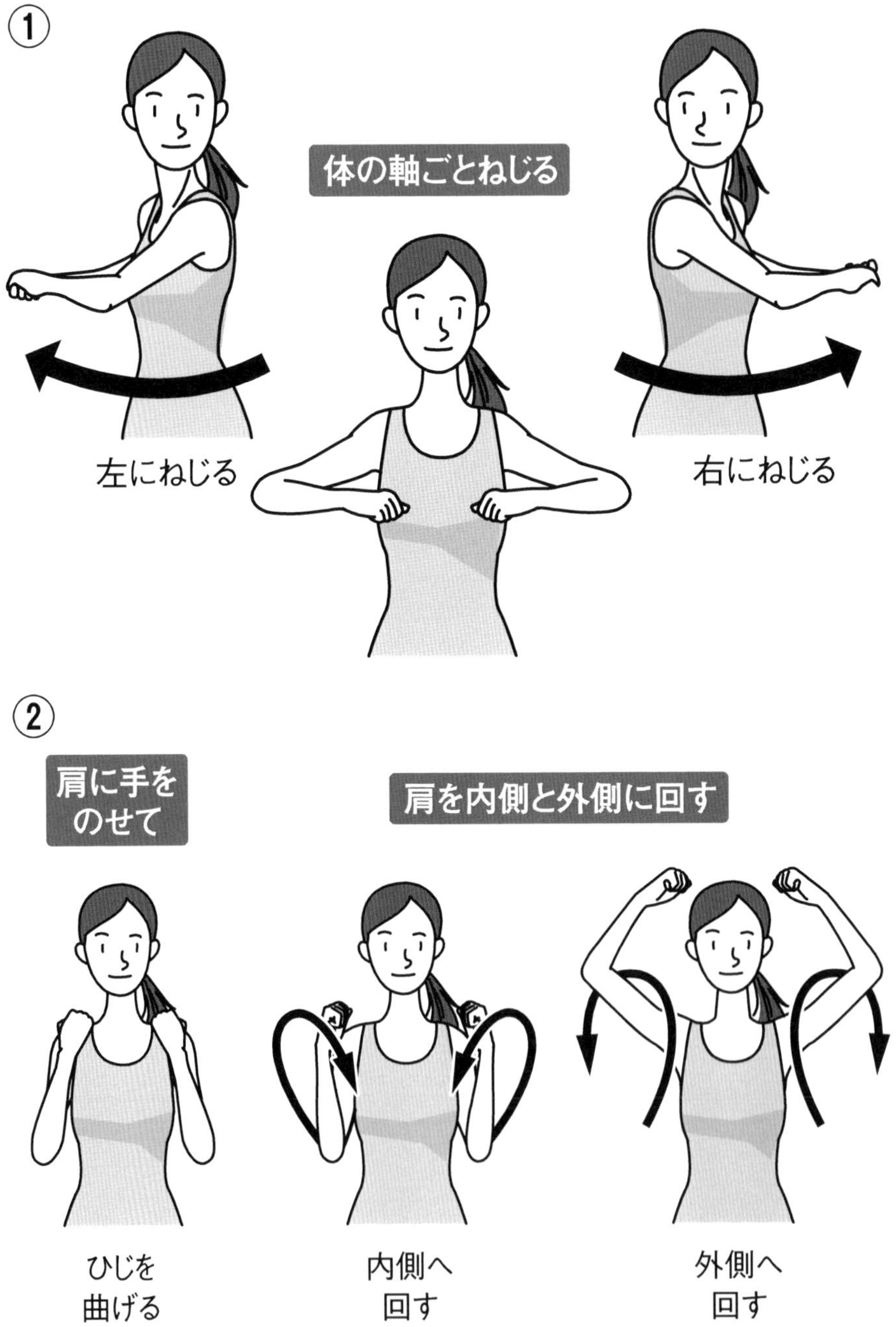

※「１日２分の頭痛体操」坂井文彦監修

② 肩を回す体操（内側6回外側6回）……背中の筋肉を鍛える

手のひらを肩にのせ、そのまま大きく肩を回していきます。

2 姿勢矯正

整体によって姿勢を治していく方法です。

体の歪みを取り除いた後、正しい姿勢を訓練していきます。

3 認知行動療法

ストレスと頭痛の関係について認識させる方法です。私たちは、自分が置かれている状況を絶えず主観的に判断し続けています。これは、通常は適応的に行なわれているのですが、強いストレスを受けている時は認知に歪みが生じてきます。そこで、こういう時にストレスを感じて頭痛になるんだ、ということを認識するところからはじめます。その行動パターンを壊して、新しい行動パターンを入れます。そして、新しい行動パターンが習慣になるまで訓練します。

1を基本にし、2や3を組み合わせてやると効果的だそうです。

目の病気は薬よりビタミン剤がよく効く

目が疲れてしょぼしょぼしている時など、目薬をさすと気持ちよくなりますよね。でも、それでは解決になっていません。目がおかしい時は、体にも影響が出ているはずです。だから、全身を解決できる方法をとりましょう。

――目の不調は体の不調

はじめにお伝えしたいのは、「目の不調は体の不調」ということです。

目が悪くなると、物が見にくくなるために、よく見ようとして不自然な姿勢をとってしまいます。不自然な姿勢が体に悪い影響があることは頭痛のところでもお話ししましたが、姿勢が悪くなることで、肺を圧迫して呼吸しにくくなりますし、胃も圧迫されるのでうまく消化が行なえなくなります。不自然な姿勢が血流を悪くするので、首から肩の筋肉に十分な栄養を届けることができなくなります。

また、視力が低下すれば、目を凝らしたり、集中力をより高める必要も出てきます。そのようなことによる緊張の連続が頭痛の原因になります。他にも緊張が原因となる症状があります。緊張すると交感神経がよく働くので、消化しにくくなります。胃の不調や吐き気、だるさが出ます。

――薬剤師が勧める3つのビタミン剤

実は目の不調には、目薬よりも、ビタミン剤が効果的です（姿勢そのものはビタミン剤では治らないので、整体と筋トレで治します）。

姿勢が悪いことで起こる筋肉疲労、血行不良、神経疲労はビタミン剤がすべて解決してくれます。筋肉疲労はビタミンB_1、血行不良はビタミンE、神経疲労、目の不調はビタミンB_{12}で治します。ビタミンB_1は筋肉疲労物質である乳酸ができるのを抑え、筋肉がエネルギーを作れるようにします。水溶性ビタミンなので、すぐ流れてしまい吸収が悪いのですが、それを工夫することで吸収をよくしてあるものを選ぶようにしてください。ビタミンEは血流をよくする効果があり、しもやけの治療にも使うほどの威力があります。

お勧めを3つ挙げます。あなたに合ったビタミン剤は次の3つの中のどれでしょうか？

① 血流をよくすることに注目した薬「モアストレッチ錠」（第3類医薬品）

イノシトールヘキサニコチン酸エステルを200mg配合してあるのが特徴です。血流をよくする成分としてたいていはビタミンEを使うのですが、イノシトールヘキサニコチン酸エステルは血管に直接働いて血管自身を広げます。血流をよくするスーパー成分です。

② 筋肉疲労に注目した薬「新キューピーコーワi」（第3類医薬品）

ビタミンB_1は水溶性なのですぐ流れてしまいますが、この薬ではビタミンB_1の形を変えて、ベンフォアチミンという成分にし、吸収されやすくしてあります。ベンフォチアミンはチアミン（形を変える前のビタミンB_1）より5倍体に吸収されることがわかっています。

さらにこの薬には、ニンニク由来成分であるオキソアミヂン末を追加してあります。ニンニクがビタミンB_1の吸収をよくするというのはご存知かと思います。それが入っているのでさらにビタミンB_1の効果が期待できます。

③ 神経疲労に注目した薬「ナボリンS」（第3類医薬品）

ピントが合わないと物がぼやけて見えるため、常に焦点を合わせようとして、目の奥に集中した視神経（末梢神経）にダメージを与えます。眼精疲労の原因の1つは末梢神経のダメージですが、神経細胞は生まれ変わらないので、症状改善のためにはダメージの修復が必要となります。

ビタミンB_{12}の1つの形であるメコバラミンが末梢神経に直接作用してダメージを修復します。ビタミンB_{12}には活性型であるメコバラミンと通常型であるシアノコバラミンがあります。ほとんどの薬はシアノコバラミンが含まれているのですが、ナボリン

Sは活性型のメコバラミンなのでより効果的です。

――ドリンク剤は効果が期待できない上、割高

ビタミンが入っているものには、ドリンク剤もあります。

しかし、ドリンク剤という性質上、水に溶ける状態でしかビタミンが入れられません。水溶性ビタミンはそのままの状態で入っていますが、水溶性ビタミンは吸収される場所が限られているので、そこを早く通過してしまうと吸収できません。

また、ビタミンB_{12}はドリンク剤に入れられません。ビタミンB_{12}は光によって分解されてしまうからです。錠剤にする時は糖衣錠にすることでコーティングをかけていますが、ドリンク剤ではそういうコーティングは使えません。

ビタミンEも油なのでドリンク剤には不向きです。

筋肉疲労をとる＋血流をよくする＋神経疲労をとるの3つが揃ったほうが効果的なのに、ドリンク剤では2つの成分が入れられない上に、水溶性成分しか使えないわけ

ですから、筋肉疲労をまあまあとる＋血流をよくしない＋神経疲労をとらないという効能で、さらに1本（1日分）１００円程度します。錠剤のビタミン剤では1日66円程度です。あなたはそれでもドリンク剤を飲みたいですか？

——ビタミン剤が効かないケース

しかし、次の場合はビタミン剤ではなく、特別な治療が必要です。

目の不調の原因が白内障や緑内障の場合は、専用の治療が必要になります。視力は大丈夫か？視野は狭くなっていないか？眼圧は高くないか？眼底出血はないか？検査をしてもらいましょう。

メガネの度数が合っていない時も眼精疲労になります。検査し、合っていない場合は、新しいメガネを作ってもらう必要があります。

また、ドライアイは進んでいませんか？　重度のドライアイは専用の治療が必要です。

水がきれいな今、簡単な傷に、マキロン、ヨードチンキなどの消毒液はいらない

傷の治療については私が生きてきた短い人生だけでも大きく変わりました。幼稚園児時代は赤チン、小学生時代はマキロン、大学生時代以降は消毒なし……痛い思いをしてきた傷の治療が進化をしています。

――水が汚い前提で消毒という概念ができた

２００３年に水道水質基準が大幅に改正され、現在の水道水については、満たさなければいけない基準が51項目定められています。これは世界一安全な水として誇れるものであります。

しかし、以前の水道水は管理が不十分なので、水の中に大腸菌などの細菌が含まれており、その水を使って傷口の異物を洗い流すと、水の中に含まれている細菌が傷口で繁殖することがありました。

そこで細菌を殺すために消毒が必要でした。赤チンこと「マーキュロクロム液」は傷口に染みないという特徴がありました。しかも安い。そこで「マーキュロクロム液」を塗るようになりました。

ところが「マーキュロクロム液」は水銀が含まれています。水俣病の経験から水銀を含む物質が製造中止になりました。そのため水銀体温計が店頭からほとんどなくなり、マーキュロクロム液も店頭からほとんどなくなりました。ただし、「マーキュロクロム液」は希釈液の扱いだったため、製造はされており、現在も細々と販売されております。

「マーキュロクロム液」のイメージが悪くなったので、それに代わる消毒液を使うようになりました。それが「マキロン」に代表されるベンゼトニウムという消毒薬です。無色透明で洋服が汚れないのが特徴です。

「オキシドール」も無色透明で洋服が汚れません。「オキシドール」から発生される酸素は、ボツリヌス菌や破傷風菌などの嫌気性細菌（酸素があると死ぬ細菌）に効果があります。傷口を乾かしなさいというのは、嫌気性細菌が繁殖しないようにしなさいということです。

このように発展してきた消毒液ですが、冒頭でお話ししたように、きれいな水であれば、消毒液は必要がありません。

水で洗い流し、後はテープ剤を貼っておけば十分です。

しかも、消毒液があると、治りが遅くなることもあるのです。

――テープ剤でかさぶたの代わりを作ろう

かさぶたができたら、もう治ったから大丈夫と教わってきた人も多いのではないでしょうか？

かさぶたは血小板と血液凝固因子が絡み合って作る、傷口を塞ぐカバーのようなものです。カバーができてはじめて新しい皮膚を作りはじめます。そこではじめて傷口から出てくる体液を保持することができます。体液中に含まれる各種細胞増殖因子（細胞の成長や再生を促す成分）が働くことで新しい皮膚が作られていきます。

かさぶたの代わりになるものがあれば、かさぶたを作るまでの時間を短縮することができます。それがウレタンフィルムなどのテープ剤なのです。傷口のごみを洗い流した後にテープ剤を貼っておけば、すぐに細胞増殖因子が動員されて新しい皮膚を作りはじめることができます。絆創膏の場合は、しっかり密着させて貼ります。

ここで消毒薬は不要です。先に述べたように、水道水はきれいなので、消毒する必要がありません。しかも、傷口は消毒薬という異物を退治するために無駄な工程をとります。その分傷の治りは遅くなります。テープを貼ったらそのまま3日間ほったらかしで大丈夫です。体液が漏れ出てしまった時は新しいテープと交換してください。

市販では「バンドエイド傷パワーパッド」があります。

あかちゃんのベビーパウダーは過去のもの。今は汗を拭きとって終わり

これを知ってしまった時はかなりの衝撃を受けました。私は大の汗っかきで、ベビーパウダーを高校生の頃まで浴びるようにつけていたからです。それでもこうして生きているのでひとまず安心しています。

――ベビーパウダーには、アスベストが含まれていた

以前のベビーパウダーの主成分は、滑石（タルク）と呼ばれる物の粉末です。この滑石の中にアスベストが含まれていました。滑石の生成過程がアスベストの条件とよく似ているため、滑石と一緒に生成されることがあるそうです。アスベストは喘息の原因になることがわかっています。現在はアスベストを含むものは一切販売されていません。

――アスベストがなくても、汗腺を塞いでしまう

ベビーパウダーは、細かい粒子によって肌の水分を吸い上げてくれますが、その粒子によってあかちゃんの汗腺を塞いでしまう危険を持っています。ベビーパウダーはお風呂上がりに使用されることが多いですが、その際に濡れた肌に塗ってしまったり、さらっとさせたいあまりに厚く塗ったりすると、毛細管現象が働くことができず、結果、汗腺の上でダマになって塞いでしまい、逆にあせもなどの原因となってしまいます。

また、アスベストを含まないとはいえ粒子が細かいので、空気中に飛散してしまいます。それを吸ってしまうと喘息を引き起こしてしまうことがあります。

——汗をかいたら拭くのが一番

汗はかくものなので、汗をかいたら拭いて、着替えるのが一番です。やわらかな綿素材が肌にやさしいのですが、汗がいつまでたっても残っているので、綿素材自体が細菌を増やす原因になります。すぐ着替えられる環境ならば綿でもいいですが、すぐに着替えられない環境の時は、化繊で汗をすぐに逃がす素材があるので、そうした肌着がお勧めです。

◆参考文献

「重篤副作用疾患別対応マニュアル」（厚生労働省）
『メルクマニュアル　医学百科最新家庭版』（マーク・H・ビアーズ著　福島雅典訳　日経BP社）
「日本頭痛学会　ガイドライン」（日本頭痛学会）
『サプリメントアドバイザー必携第2版』薬事日報社
各医薬品添付文書、インタビューフォーム

著者略歴
小谷寿美子（こたに・すみこ）
薬剤師。ＮＲサプリメントアドバイザー。薬局界のセカンドオピニオン。
明治薬科大学を505人いる学生のなか５位で卒業。薬剤師国家試験を240点中224点という高得点で合格した。
市販薬も調剤も取り扱う、地域密着型の薬局チェーンに入社。社歴は10年以上。
入社１年目にして、市販薬販売コンクールで１位。管理薬剤師として配属された店舗では半年で売上を２倍に上げた実績がある。
市販薬、調剤のみならずサプリメントにも詳しい。薬やサプリメントの効かない飲み方、あぶない自己判断に日々、心を痛め、正しい薬の飲み方、飲み合わせを啓蒙中。

【大活字版】

その薬《くすり》があなたを殺《ころ》す！
薬剤師《やくざいし》が教《おし》える“知《し》らないと毒《どく》になる”薬《くすり》の話《はなし》

2019年3月15日　初版第1刷発行

著　者：小谷寿美子《こたにすみこ》

発行者：小川 淳
発行所：SBクリエイティブ株式会社
〒106-0032　東京都港区六本木 2-4-5
電話：03-5549-1201（営業部）

装　幀：ブックウォール
組　版：一企画
印刷・製本：大日本印刷株式会社

本書は以下の書籍の同一内容、大活字版です
SB新書「その薬があなたを殺す！」

ISBN 978-4-7973-9966-0